続 IVナース認定プログラム

静脈注射 輸液管理

アドバンス編

編集：京都大学医学部附属病院看護部

監修にあたって

　京都大学医学部附属病院（以下、当院）で、IVナースの認定制度が制定されたのが2007年ですからちょうど10年が経過したことを期に、昨年、4月に本著の前編にあたる「IVナース認定プログラム 技能認定テキスト」を刊行しました。

　すでに当院では新人段階の認定制度における当院のテキストとして、全員が用いており、また他の施設でも、IVナース認定制度の立ち上げの参考にしていただいています。

　今回の『続・IVナース認定プログラム アドバンス編』では、やはり当院の認定プログラムの講習内容、実習に準じて、より高度の知識や技能を扱っています。

　医療のなかでの“手技の標準化”とは、“普通”ということではなく、“誰が実施しても求められる一定の水準が一律に実施されている”という意味です。参考までに、当院では、IVナースの認定制度に準じて、まずは講義、口頭試問、実技試験などを経て、ようやく一般的なIV業務（レベルIIと呼んでいます）に従事できるようになります。指導的な役割をする看護師は本書に記載したように、さらに上のレベルIIIの取得が義務づけられており、また抗がん薬の投与のための血管確保は、さらに特化したレベルIIIcという特別な資格認定を必要とします。

　このように認定制度に基づく教育体制、また実践支援体制を整備し、病院全体として輸液療法の手技の標準化に取り組むことで、できるだけ安全で良質な医療を常に患者さんに提供し続けることができるように努力しています。手技の標準化を意図した認定制度を設けることで、かなりのアクシデント、インシデントが抑止できます。しかしながら、それでも輸液療法に関連する薬液の誤投与、カテーテル関連血流感染、血管外漏出の問題がゼロになるわけではありません。毎年のように教育プログラムを見直しが必要です。

　輸液療法は診断、治療にとって欠かせないもので、患者さんはその恩恵を受けます。輸液療法の最も身近にいる看護師が単なる穿刺の技能だけでなく、準備から説明、また実施中とおして的確な観察ができて初めて輸液療法が完了します。今回の『続・IVナース認定プログラム アドバンス編』も広く参考にしていただき、ぜひとも、各施設で標準化に向けた教育プログラム、技術支援の機会を積極的に構築されることを願います。

平成30年3月

京都大学医学部附属病院 総合臨床教育・研修センター
特定准教授　伊藤和史

続 IVナース認定プログラム
アドバンス編

CONTENTS ―――――――

第1章

はじめに：輸液の関連法規と認定制度について …… 7

- 輸液に関わる関係法規 …… 8

第2章

IVナース アドバンスプログラム レクチャー編 1 …… 11

- 生物学的製剤について …… 12
- 生物学的製剤の投与の実際；投与管理 …… 21
- 輸血管理 …… 25
- 抗がん薬投与における末梢静脈血管穿刺の基礎知識 …… 35
- 抗がん薬投与における看護のポイント …… 61
- 抗がん薬の曝露予防について …… 66
- 造影剤について …… 70
- 造影剤に関する基礎知識（眼科領域） …… 79
- 造影剤についての看護の注意点 …… 82
- 緊急時ブラッドアクセス留置用カテーテルの仕組み
  （ブラッドアクセス留置用カテーテルQ&A） …… 89

第3章

IVナース アドバンスプログラム レクチャー編 2 …… 95

- アナフィラキシーについて …… 96
- テープ固定時の皮膚障害の予防 …… 103
- 一次救命処置（BLS） …… 113

本書の動画の見かた

本書で「輸液管理認定プログラム（指導者編）実技試験監督の実際」の動画をご覧いただけます。右のQRコード、または京都大学医学部附属病院看護部ホームページ、弊社ホームページにアクセスしてください。

第4章 レベルⅢ（アドバンスレベル）の認定制度について　115

- レベルⅢ認定プログラムについて　116
- レベルⅢ認定プログラムの構成と進め方　127
- レベルⅢC認定プログラムの構成と進め方　130
- レベルⅢD認定プログラムの構成と進め方　134
- レベルⅢD：造影剤使用に関するプログラム（補足）　136

第5章 レベルⅢ取得後の輸液管理認定指導者（IVナースインストラクター）として　139

- レベルⅢ・輸液管理認定指導者（IVナースインストラクター）に必要なアドバンスドな知識　140
- IVインストラクターの役割と養成プログラム　141

第6章 IVナースインストラクターによる認定試験の実際　145

- IVインストラクター講習　146
- レベルⅡ認定試験・実技試験監督の実際　151
- 演習の教え方のコツ　158

さくいん　164

執筆者一覧（敬称略）

監修・執筆

伊藤　和史　京都大学医学部附属病院総合臨床教育・研修センター特定准教授

編集・執筆

松野　友美　京都大学医学部附属病院副看護部長
内藤知佐子　京都大学医学部附属病院総合臨床教育・研修センター助教

以下、執筆順

桑原　宏美　京都大学医学部附属病院看護部
大村浩一郎　京都大学医学部附属病院免疫・膠原病内科
浜辺　陽子　京都大学医学部附属病院看護部
万木紀美子　京都大学医学部附属病院輸血細胞治療部
中田　和美　京都大学医学部附属病院看護部
山本　憲　京都大学医学部附属病院放射線診断科
古谷　和紀　京都大学医学部附属病院看護部
龍野　和恵　財団法人泉谷病院
藤井　尚子　京都大学医学部附属病院看護部
松原　雄　京都大学医学部附属病院腎臓内科
森　智治　京都大学医学部附属病院初期診療・救急科
三富　陽子　京都大学医学部附属病院看護部
三浦　澄枝　京都大学医学部附属病院看護部

第1章

はじめに：輸液の関連法規と認定制度について

● 輸液に関わる関係法規 8

各　論

輸液に関わる関係法規

看護師の業務と法令

　「看護師」については、保健師助産師看護師法（昭和23年法律第203号　最終改正平成26年6月25日法律第83号）[1]などによって定められている。

　第5条では「看護師とは厚生労働大臣の免許を受けて、傷病者若しくはじょく婦に対する療養上の世話又は診療の補助を行うことを業とする者をいう」と定義され、また、第37条では、医療行為の禁止として「保健師、助産師、看護師又は准看護師は、主治の医師又は歯科医師の指示があった場合を除くほか、診療機械を使用し、医薬品を授与し、医薬品について指示をし、その他医師又は歯科医師が行うのでなければ衛生上危害を生ずるおそれのある行為をしてはならない。ただし、臨時応急の手当をし、又は助産師がへその緒を切り、浣腸を施しその他助産師の業務に当然に付随する行為をする場合は、この限りではない」とされている。

医師の業務と法令

　「医師」については、医師法（昭和23年法律第201号　最終改正平成26年6月13日法律第69号）[2]などによって定められている。

　第17条では「医師でなければ、医業をなしてはならない」と規定され、「医業」とは、当該行為を行うに当たり、医師の医学的判断及び技術をもってするのでなければ人体に危害を及ぼし、又は危害を及ぼすおそれのある行為（「医行為」）を、反復継続する意志をもって行うことであると解釈している。

静脈注射に関わる行政解釈変更の経緯

　わが国においては、1951年の国立鯖江病院誤薬注射死亡事故後に、厚生省医務局長より通知が出され（昭和26年9月15日付け医収第

517号　抜粋)[3]、保健婦助産婦看護婦法第37条の解釈についての紹介について、「静脈注射は、薬剤の血管注入による身体に及ぼす影響の甚大なること及び技術的に困難であること等の理由により医師又は歯科医師が自ら行うべきもので法第5条に規定する看護婦の業務の範囲を超えるものであると解する。従って静脈注射は法第37条の適応の範囲外の事項である」と解釈された。

　また、同年11月にも（昭和26年11月5日付け医収第616号　抜粋)[4]、医師法第17条等の疑義について、「静脈注射は、本来医師又は歯科医師が自ら行うべき業務であって保健婦助産婦看護婦方第5条に抵触するものと解する」との厚生局医務局長通知が出された。

　これ以降50年近く、静脈注射は看護師の業務の範囲外との行政解釈が示されながら、現実には医師が多忙であることなどの理由によって看護師が実施している現状、さらに在宅医療など医療上のニーズの増加もあった。このような背景のもと、平成14年5月に厚生労働省は少子高齢化の進展や医療技術の進歩、国民の意識変化、在宅医療の普及、看護教育水準の向上などに対応した新たな看護のあり方について検討を行うことを目的として、「新たな看護のあり方に関する検討会」を設置した。

　このなかで、看護師の役割や業務、看護師等による静脈注射の実施についてなどが検討され、厚生労働局医政局長に「中間まとめ」を報告後、厚生労働省医政局長通知により、看護師等による静脈注射の実施に関して、「看護師等による静脈注射は診療補助行為の範疇である」という厚生労働省の法解釈の変更がなされた。

　これを受けて、平成14年10月に日本看護協会が「静脈注射実施に関する検討プロジェクト」を設置、平成15年4月に「静脈注射の実施に関する指針」を作成した。

変更された行政解釈の意味

　上記の行政解釈後、静脈注射は「診療の補助行為の範疇」となり、「看護師が静脈注射を行っても違法ではない」という解釈となった。しかし、静脈注射の実施にあたっては静脈注射を実施するか否かは最終的には専門職としての看護師の判断によるとされ、看護師が静脈注射を実施する場合は実施者としての責任を問われることになる。医師の指示のもとであっても、安全を確保できるという自らの実施能力と責任能力をふまえ、できることとできないことを自らが判断して業務を実施すること、自分の能力・責任で実施できるかどうかを見極めるという倫理性・高度な知識と判断技術が求められることになった。

　静脈注射が「看護師の業務の範囲外」とされていた状況下では、看護師の静脈注射の実施に関する問題点についての議論は難しく、血管

輸液に関わる関係法規　● 9

穿刺などの技術教育や教育内容は不十分でマニュアルなどの整備もされていないという現状があった。

　そのために、静脈注射を安全に実施するための知識と技術の習得が求められ、法的責任の理解と自覚、薬理作用の十分な理解、患者の観察と対応、緊急時の対応・体制、感染対策、安全対策など、患者の安全を保障するための基礎教育や臨床での体制整備が必要となった。

当院での静脈注射の取り組み

　このような背景のもと、京都大学医学部附属病院看護部では、平成15年にIV（静脈注射・輸液管理）ナースの指導者育成に向けた「静脈注射に関するガイドライン」の作成、平成16年度より輸液管理指導者研修を実施し、平成19年度よりIVナース認定プログラムを開始した（**表1**）。

（桑原宏美、松野友美）

表1　看護師の技能レベルとバッジ、業務範囲

技能レベル	業務の概要	バッジ
Ⅰ・準レベルⅡ （卒後1年目のみ）		なし
レベルⅡ	一般的なIV業務	新採用者を除く全スタッフのレベルⅡ取得率が100%に達したことにより、2015年4月に廃止した
レベルⅢ	より高度なIV業務	①18G以上の静脈留置針を用いた血管確保 ②生物学的製剤の初回投与 ③IVインストラクターの資格
レベルⅢC	抗がん薬のルート確保が可能	
レベルⅢD	造影剤の静注が可能	

引用文献

1）保健師助産師看護師法（昭和23年法律第203号　最終改正平成26年6月25日法律第83号第5条第37条
2）医師法（昭和23年法律第201号　最終改正平成26年6月13日法律第69号）第17条
3）厚生局医務局長通知（昭和26年9月15日付け医収第517号　抜粋）
4）厚生局医務局長通知（昭和26年11月5日付け医収第616号　抜粋）

参考文献

1）日本看護協会：静脈注射の実施に関する指針.
2）長牛由美、リボウィッツ志村よし子：静脈注射における行政解釈変更後の看護職の認識に関する研究. 青森保健大雑誌、8（1）：67-76. 2007.
3）小沼敦：看護師の業務範囲についての一考察；静脈注射と産婦に対する内診を例に. レファレンス、2007.

第2章

IVナース
アドバンスプログラム
レクチャー編 1

- 生物学的製剤について ………………………………………………………… 12
- 生物学的製剤の投与の実際；投与管理 ……………………………………… 21
- 輸血管理 ………………………………………………………………………… 25
- 抗がん薬投与における末梢静脈血管穿刺の基礎知識 …………………… 35
- 抗がん薬投与における看護のポイント ……………………………………… 61
- 抗がん薬の曝露予防について ………………………………………………… 66
- 造影剤について ………………………………………………………………… 70
- 造影剤に関する基礎知識（眼科領域）………………………………………… 79
- 造影剤についての看護の注意点 ……………………………………………… 82
- 緊急時ブラッドアクセス留置用カテーテルの仕組み
  （ブラッドアクセス留置用カテーテルQ&A）………………………………… 89

> 各　論

生物学的製剤について

はじめに

　生物学的製剤は、関節リウマチや乾癬など、多くの疾患の予後を劇的に変えた。関節痛で歩けなかった人が走れるようになり、皮疹のために肌を見せられず人前に出られなかった人が海やプールで泳げるようになった。パラダイムシフトと呼ばれる治療の革命を起こした立役者が生物学的製剤である。

　生物がつくる製剤、すなわち蛋白質でできた薬剤であるため、発売当初はアナフィラキシー反応などの投与時反応が心配されたが、現在ではその頻度は低く、医師も看護師も次第に慣れてきて、生物学的製剤に対するハードルはずいぶんと下がってきた感がある。

　しかし、そうした時に問題は起こるのである。この製剤のもつ注意点をよく把握し、まれな副反応にも適切に対応できるようにしておきたい。なお、生物学的製剤は炎症性疾患だけではなく悪性腫瘍の領域でもよく用いられるが、筆者は膠原病内科医であり、どうしても内容が炎症性疾患で用いられる生物学的製剤に偏ってしまうことはご容赦願いたい。

　この製剤のもつ効果や注意点をよく把握し、まれな副作用にも適切に対応できるようにせねばならない。生物学的製剤は悪性腫瘍の領域でも広く用いられているが、本章では、主に筆者の専門分野である膠原病・炎症性疾患を中心に解説する。

生物学的製剤とは

　生物学的製剤とは従来の化学合成でつくられる薬剤と異なり、最新のバイオテクノロジーを用いて培養細胞（生物）につくらせた蛋白質でできた薬剤のことである。細胞培養が必要なので大量生産が難しく、価格が高くなるのが欠点であり、また、細胞培養の際にウシの血清を使用するため、狂牛病（BSEプリオン）に感染する可能性がゼロではないが、2017年2月現在、15年以上の間に感染患者の報告はみられていない。生物学的製剤には点滴製剤と皮下注製剤がある

が、本稿では点滴製剤のみをとりあげる。**表1**に点滴で用いられる主な生物学的製剤を示した。

生物学的製剤の分類

点滴で用いられる生物学的製剤は、その構造から、キメラ製剤、ヒト化製剤、ヒト型製剤に分類される（**図1**）。初期に開発された製剤は大概キメラ製剤である。すなわち、構造の約4分の1がマウス由来の蛋白質で、それをヒトの免疫グロブリンFc部分と結合させている。キメラ製剤の場合、インフュージョンリアクション（投与時反応）が起こりやすいため、その認識が重要である。表1に示したインフリキシマブ、リツキシマブの他、セツキシマブ〔アービタックス®：抗上皮成長因子受容体（EGFR）抗体、悪性腫瘍治療薬〕、バシリキシマブ（シムレクト®：抗CD25抗体、腎移植拒絶反応抑制薬）、ブレンツキシマブベドチン（アドセトリス®：モノメチルアウリスタチンE結合抗CD30抗体、悪性リンパ腫治療薬）などがある。ヒト化製剤はごくわずかにマウスの部分が残るが、ほとんどはヒト型となっている製剤であり、表1に示したトシリズマブの他、トラスズマブ（ハーセプチン®：抗HER2抗体、乳がん治療薬）、ベバシズマブ（アバスチン®：抗血管内皮細胞増殖因子（VEGF）抗体、悪性腫瘍治療薬）、

表1 点滴で用いられる主な生物学的製剤

薬剤名（商品名）	適応疾患
インフリキシマブ（レミケード®、インフリキシマブBS®*）	関節リウマチ、ベーチェット病、乾癬、強直性脊椎炎、川崎病、クローン病、潰瘍性大腸炎
トシリズマブ（アクテムラ®）	関節リウマチ、若年性特発性関節炎、キャッスルマン病
アバタセプト（オレンシア®）	関節リウマチ
リツキシマブ（リツキサン®）	悪性リンパ腫、リンパ増殖性疾患、多発血管炎性肉芽腫症、顕微鏡的多発血管炎、難治性ネフローゼ

＊インフリキシマブBSはインフリキシマブの後発医薬品（後述）。適応疾患がレミケードと多少異なるので注意。

図1 生物学的製剤の構造による分類

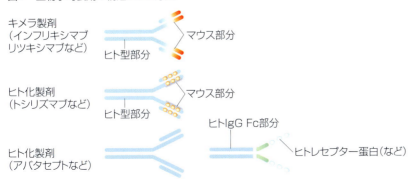

図1 生物学的製剤の構造による分類

ゲムツズマブオゾガマイシン（マイロターグ®：オゾガマイシン結合抗CD33抗体、白血病治療薬）、モガムリズマブ（ポテリジオ®；抗CCR4抗体、白血病治療薬）、エクリズマブ（ソリリス®：抗C5抗体、発作性夜間血色素尿症治療薬）などがある。

　ヒト型抗体はすべての部分がヒト蛋白の配列となっている製剤である。ヒト型製剤だとインフュージョンリアクションが起こらなさそうに思えるが、同じヒトでもそれぞれ顔が違うように抗体の蛋白質も個々人で少しずつ異なるため、インフュージョンリアクションは起こる。

　ヒト型製剤にはヒト型抗体とヒト型レセプターを抗体Fc部分と結合させたフュージョン蛋白製剤がある。ヒト型製剤としては表1に示したアバタセプトの他に、パニツムマブ（ベクティビックス®：抗EGFR抗体、悪性腫瘍治療薬）、イピリムマブ（ヤーボイ®：CTLA-4抗体、悪性腫瘍治療薬）、ニボルマブ（オプジーボ®：抗PD-1抗体、悪性腫瘍治療薬）などがある。なお、ある製剤がどの構造分類にあたるかを知るにはくすりの薬剤一般名をみればわかる。キメラ抗体は語尾が〜ximabと表記され（例、infliximab）、ヒト化抗体は語尾が〜zumabであり（例、tocilizumab）、ヒト型抗体は語尾が〜(m)umabとなる（例、adarimumab）。また、フュージョン蛋白は語尾が〜ceptで終わる（例、abatacept）。フュージョン蛋白はほとんどがヒト型蛋白である。

生物学的製剤の効果

　生物学的製剤の効果は「百聞は一見に如かず」である。昨日まで痛みで夜も眠れず、朝起き上がることもできなかった関節リウマチ患者が、投与1週間後には階段をスタスタと歩いてあがっていたり、ブドウ膜炎の発作が月に何度も起こり、失明寸前にあったベーチェット病患者の発作が全く起こらなくなったり、これまでどんな治療にも抵抗性であった乾癬の患者の皮疹がわずかな色素沈着を残すのみできれいに治ってしまったり、下痢腹痛に悩まされ食事療法とステロイドの副作用に苦しんでいたクローン病患者が、ステロイドを中止しても腹部症状が全く再燃せずに過ごせたり、生物学的製剤のこれらの疾患治療への貢献は目を見張るものがある。もちろん、全てがが満足できる効果を得られるわけではないが、多くの患者で劇的な効果を上げている。

生物学的製剤の副作用

　点滴を担当する看護師で注意すべき生物学的製剤の副作用は、ほぼ

感染症とインフュージョンリアクションのみである。

1 感染症

　感染症は点滴開始前にチェックが必要である。多くの生物学的製剤は免疫抑制作用を有するため感染徴候には細心の注意が必要であり、医師の診察時にはわからなくても看護師が感染徴候を発見することは時々経験する。微熱、上気道症状、皮膚の発赤・潰瘍（特に足趾や爪）、腹痛（憩室炎など）などの感染徴候を診察後に看護師に話をすることもあるため注意が必要である。ひょう疽に気づかず、足趾を切断しかけた患者や、憩室穿孔で緊急手術になった患者なども経験する。

2 インフュージョンリアクション

　インフュージョンリアクションは最も注意を要する副作用である。軽いものも含めると生物学的製剤使用者の数パーセントに起こるとされている。頻度は低いものの、アナフィラキシーショックが一定の頻度で起こる。重篤なインフュージョンリアクションはインフリキシマブ（レミケード®）で0.5%程度、トシリズマブ（アクテムラ®）で0.2%程度である。インフュージョンリアクションは一般的には初回投与時にはまれで、2回目以降に多いと考えられがちであるが、5,000例の全例調査の結果からは1～6回目までどの時点でも発現する（図2）。常に何か起こるかもしれないと考えておく必要がある。主な投与時反応の症状を表2にまとめた。血圧低下、発熱、発疹などが主な症状である。抗がん薬などでみられる吐き気などの副作用はまずみられない。

　図3に示すように、インフュージョンリアクションの起こる時間は投与1時間以内がほとんどであるが、10%程度は1時間以降にも起こっているので、1時間点滴や30分点滴の製剤もあるが、患者に投与終了後1時間程度は副作用に注意をしておくような教育が必要である。

　最近、関節リウマチの治療では、寛解が続いた場合に生物学的製剤を中止するケースが増えてきている。中止1年後で半分程度の患者が

	件数	投与回数						
		1回	2回	3回	4回	5回	6回	合計
投与件数	5,000	5,000	4,897	4,628	4,219	3,686	124	22,554
投与時反応発現件数	484	153	125	149	137	117	4	685
投与時反応発現頻度	9.7%	3.1%	2.6%	3.2%	3.2%	3.2%	3.2%	3.0%
重篤な投与時反応発現件数	24	1	6	8	5	4	0	24
重篤な投与時反応発現頻度	0.5%	0.0%	0.1%	0.2%	0.1%	0.1%	0.0%	0.1%

図2　インフリキシマブによるインフュージョンリアクションの発現頻度
（Togo, M, et al., : Ann Rheum Dis. 65（Suppl II）: 504, 2006.）

表2 インフリキシマブ投与時に出現した主なインフュージョンリアクションの症状

	重篤なIR発現件数	全IR発現件数
血圧低下	9	41
アナフィラキシー／アナフィラキシー様症状	8	8
発熱	4	118
蕁麻疹	2	60
悪寒	2	20
発疹	1	77
頭痛	1	69
呼吸困難	1	13
熱感	0	78

IR：インフュージョンリアクション
インフリキシマブ投与5000例の全例調査の集計
（Takeuchi, T., et al.：Ann Rheum Dis. 67：189, 2008. より.）

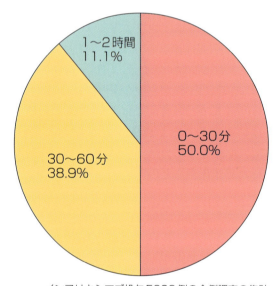

インフリキシマブ投与5000例の全例調査の集計
（Togo M, et al.：Ann Rheum Dis. 65（Suppl II）：504, 2006.）
図3 インフリキシマブによる重篤なインフュージョンリアクションの発現時期

寛解を維持できたという報告もあり、それ自体はよろこばしいことであるが、再燃時にしばらく投与していなかった生物学的製剤の再投与を行うと、インフュージョンリアクションの頻度が上昇することが明らかとなっている。

　上記のようにインフュージョンリアクションの頻度はインフリキシマブで10％程度であるが、休薬後の再開時のインフュージョンリアクションの頻度は30％を超えるというデータがある。そのため、最終投与から半年以上間隔があいた場合には、インフュージョンリアクション予防のために、抗ヒスタミン薬の予防内服に加えてステロイド前投与することが推奨される。

その他、製剤ごとの特別な副作用もあるので、初めて扱う薬剤では添付文書等を確認しておく必要がある。リウマチ系薬剤では上記の通り感染とインフュージョンリアクションのみと言っても過言ではないが、抗がん薬のニボルマブ（オプジーボ®）、イピリムマブ（ヤーボイ®）は免疫を活性化させ、自己免疫疾患を起こす。皮膚障害（紅斑など）、消化管障害（下痢など）、肝障害（AST/ALT上昇など）、内分泌障害（甲状腺炎、下垂体炎など）は頻度が高く、また頻度は低いが重篤な副作用に間質性肺炎（咳、息切れなど）、重症筋無力症（筋力低下、呼吸障害など）などがある。

また、発作性血色素尿症の治療に用いられるエクリズマブ（ソリリス®）は超急性の経過をたどる髄膜炎菌感染症を起こすことがあり、その可能性が疑われる症状（頭痛、発熱、後部硬直など）があるとき、ただちに診察し、一刻を争う治療開始が求められている。夜間発熱の連絡があって、「朝まで様子みてください」は絶対ダメである。

生物学的製剤投与中のモニタリング

生物学的製剤投与時のモニタリングはインフュージョンリアクションのチェックになるため、原則バイタルサインを投与前、投与30分後（場合により15分後）、終了時を必須とし、それ以外は任意であるが、30分ごとに患者に声かけなどをして変化がないか確認する。リツキシマブ（リツキサン®）などは点滴時間も長く、投与速度を時間ごとに変化させるので、バイタルサインチェックのタイミングも医師の指示に従う。トシリズマブ（アクテムラ®）は投与15分後にバイタル測定し、問題がなければ点滴速度を上げるという投与方法がとられることが推奨されているため、投与15分後にバイタルサインを確認することも多い（次項参照）。

インフュージョンリアクションへの対応

インフュージョンリアクションへの対応方法を**図4**に示す。

軽度の症状の場合は、点滴速度を緩めるだけで軽快することもあるが、まずは医師に対処を確認する。

ショック状態（急激な血圧低下など）や気道浮腫を示唆する呼吸困難などの重篤な症状の場合は、生物学的製剤点滴をすぐに止め、緊急ドクターコールする。そしてエピネフリン皮下注の準備をしておく。また、抗ヒスタミン薬の静注（ポララミン注5mg i.v.など）、ステロイドの静注（ソル・コーテフ100mg i.v.など）の投与できる準備をしておく。

生物学的製剤について ● 17

基本は救急カートにある薬剤を使用
（逆にいうと、必要物品を救急カートに入れておく）

ショック症状には
血圧低下
呼吸困難
など

1. 生物学的製剤点滴を止める
2. ドクターコール
3. 輸液
4. アドレナリン注シリンジ®（1mg/mL）0.2 - 1mLを皮下注もしくは筋注

中等度の症状には
発熱
蕁麻疹など

1. 生物学的製剤点滴速度を遅くする
2. ドクターコール
3. 抗ヒスタミン剤の静注（ポララミン注® 5mg i.v.など）もしくはステロイドの静注（ソル・コーテフ®100mg i.v.など）

軽度の症状には
頭痛、
悪心など

抗ヒスタミン剤内服（エピナジオン®20mg 1錠 p.o.など）
アセトアミノフェン内服（ピリナジン末®0.5g p.o.など）

図4　インフュージョンリアクションへの対応

　以下に、細かいことではあるが臨床現場で話題になったり、問題になることがある点について示す。

1 点滴漏れした場合

　皮膚への刺激作用は全くなく、特に処置は必要ない。患者にも心配ないことを説明する。実際同様の製剤が皮下注で使用されていることを考えれば、問題ないことが理解されると思う。

投与量の問題

　毎回、体重を測定して投与量を微調整している場合もあるが、実際にはその必要はない。例えばアバタセプト（オレンシア®）は、体重60kg未満で500mg、60〜100kgでは750mg、100kg以上の人は1,000mg点滴投与とかなり大まかな設定であるし、また皮下注製剤ではあるがエタネルセプト（エンブレル®）は体重にかかわらず50mg/週という決まった投与量である。いわゆる抗がん薬と異なり、容量依存性の副作用がほとんどないからである。

　例えば、関節リウマチに対するインフリキシマブ（レミケード®）のRISING試験ではインフリキシマブ3mg/kgで3回点滴投与した後に、4回目から3mg/kg継続群、6mg/kg増量群、10mg/kg増量群の3群にランダムに割り付けて2か月ごとの投与を行い、計1年間効果と副作用を追った。その結果、効果は容量依存的に上昇したが、副作用は群間の差がなかったことが示された（**図5**）。

さまざまな点滴速度

　製剤により点滴速度はさまざまである。また、同じ製剤でも点滴速

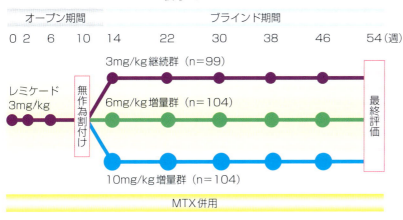

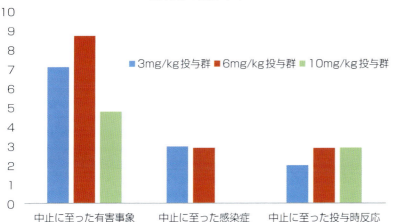

(Takeuchi, T., Miyasaka, N., Inoue, K., et al.: Impact of trough serum level on radiographic and clinical response to infliximab plus methotrexate in patients with rheumatoid arthritis: results from the RISING study. Mod Rheumatol, 19: 478-487, 2009.)

図5　RISING STUDY（インフリキシマブ増量による効果と副作用の検討）

表3　各種生物学的製剤の標準的な投与時間

薬剤名	投与時間
インフリキシマブ	2時間で投与（短縮可能）
トシリズマブ	1時間
アバタセプト	30分
リツキシマブ	4時間以上（徐々に速度上げる）

度を早くするプロトコールもある。表3にあるように、アバタセプト（オレンシア®）は30分と最短、リツキシマブ（リツキサン®）は4時間以上と最長である。インフリキシマブ（レミケード®）は最初2時間かけて点滴するが、3回の投与でインフュージョンリアクションが認められなければ4回目から5mg/kg/時間を超えない速度に投与時間を短縮できる。すなわち3mg/kgで投与する場合は点滴時間を36分まで短縮することができると添付文書に明記されている。

リツキシマブはB細胞リンパ腫の投与方法に準じた投与法が踏襲されているため、非常に時間がかかる。すなわち腫瘍崩壊に伴う発熱などの症状が出るため時間をかけて投与している。ANCA関連血管炎などにリツキシマブが保険適応となり、同様のプロトコールで投与されているが、本来はインフリキシマブと同様の投与方法でもよいのかもしれない。ただ、点滴速度は治験のときに用いた方法に準じて添付文書に記載されている。現実的には点滴時間短縮可能かもしれないが、添付文書に従った投与方法が望ましい。

バイオシミラーについて

　バイオシミラーとは生物学的製剤の後発医薬品のことである。ジェネリック薬品と区別した言葉を使う理由は、生物がつくる製剤の場合、本来同じアミノ酸配列の蛋白質であっても、わずかな環境の変化などで糖鎖の結合状態が変わったりすることにより、全く同じ製剤とは言い難い場合があるためで、シミラー（similar：似たもの）という言い方をしている。とはいえ、実際には効果も副作用も純正品と後発品には全く差がないことが確認されている。点滴で用いられる生物学的製剤では2017年2月現在、インフリキシマブのバイオシミラーが販売されているのみであるが、リツキシマブ、トラスヅマブなど今後続々と登場する予定である。

おわりに

　生物学的製剤は蛋白製剤であり、重篤なインフュージョンリアクションが起こり得ることから、緊急対応のとれる条件が整った施設で、整備された部室で点滴治療を行うことが推奨されており、全薬剤ではないが、外来化学療法加算が算定できる制度になっている。そういう観点から、生物学的製剤を点滴する看護師も患者からの緊急のサインを見落とさず、救急対応のとれる人材の育成が求められている。現実には認可された当初ほど心配する必要がないことが経験からわかってきているものの、油断は禁物である。個々の生物学的製剤の特徴を理解し、患者にさりげなく教育できる看護師でありたいものである。

（大村浩一郎）

引用・参考文献
1）Takeuchi, T., et al.：Ann Rheum Dis. 67：189, 2008. より.
2）Togo, M., et al.：Ann Rheum Dis. 65（Suppl II）：504, 2006.
3）Takeuchi, T., Miyasaka, N., Inoue, K., et al.：Impact of trough serum level on radiographic and clinical response to infliximab plus methotrexate in patients with rheumatoid arthritis：results from the RISING study. Mod Rheumatol, 19：478-487, 2009.

各論

生物学的製剤の投与の実際；投与管理

　IVナースレベルIIIを取得すると「生物学的製剤の初回投与ならびに第2回目の投与」ができることになる。

投与時に注意する症状：インフュージョンリアクション

　インフュージョンリアクション（**表1**）とは、主としてモノクローナル抗体投与中または投与後24時間以内に現れる症状の総称である。生物学的製剤の投与時には、特に注意しなければならないことの1つである（p.15参照）。

投与管理の実際

1 準備

・投与前のバイタルサイン測定
・24G以上で血管確保
・延長ルート使用：急変時などの対応のため
・患者への説明

「アレルギー症状などが出ることもあります」
「何かいつもと違うと感じたら、すぐにナースコールしてください」

・レミケード®・アクテムラ®・オレンシア®はインラインフィルター付きの輸液ルートを準備
・救急カートの確認

2 投与：薬剤別

　薬剤別の投与については**表2**のとおりである。

生物学的製剤の投与の実際；投与管理 ● 21

表1　インフュージョンリアクション

症状の程度	症状	対処とケア
軽度～中等度	発熱、悪寒、悪心・嘔吐、頭痛、咳、咽頭部不快感、めまい、発疹、虚脱感	症状や種類の程度に応じて医師の指示により、注入速度を下げる。症状が持続したり悪化するようであれば、投与を中止し、抗ヒスタミン薬やコルチコステロイド薬、解熱鎮痛薬の投与を行う
重度	気管支痙攣、低酸素血症、血管浮腫、血圧低下、心原性ショックなど	重度の場合には、投与を中止して対症療法を行う

表2　薬剤別の投与

	重大な副作用	投与管理
インフリキシマブ（レミケード®）	・感染症（敗血症、肺炎など） ・結核 ・重篤なインフュージョンリアクション（ショック、アナフィラキシー様症状、呼吸困難、血管浮腫、チアノーゼ、低酸素症、発熱、蕁麻疹等の重篤な副作用） ・その他　遅発性過敏症（再投与時）	・2時間で投与 ・問題なく投与できた場合、5～6回目に投与速度が2時間から1時間に短縮される ・バイタルサイン測定 【血圧・脈拍・体温・SpO₂】 開始前、15分後、終了時 ＊投与中：状態観察を行う
トシリズマブ（アクテムラ®）	・アナフィラキシーショック（0.1%）（血圧低下、呼吸困難、意識消失など） ・感染症（肺炎、帯状疱疹、感染性腸炎など） ・間質性肺炎 ・腸管穿孔 ・無顆粒球症、白血球減少、好中球減少、血小板減少 ・心不全　など	・1時間で投与 ・1～3回目投与まで：開始15分間は流量10mL/h、問題なければ流量160mL/hにアップ ・4回目以降　1時間で投与 ・バイタルサイン測定 【血圧・脈拍・体温・SpO₂】 開始前、15分後、終了時 ＊投与中：状態観察を行なう
アバタセプト（オレンシア®）	・重篤な感染症 ・重篤な過敏症（ショック、アナフィラキシー様症状） ・間質性肺炎	・30分間で投与 ・バイタルサイン測定 【血圧・脈拍・体温・SpO₂】 投与前後
エクリズマブ（ソリリス®）	・髄膜炎菌感染症 ・インフュージョンリアクション	・45分投与（25～45分） ・バイタルサイン測定 【血圧・脈拍・体温・SpO₂】 投与前後
リツキシマブ（リツキサン®）	・アナフィラキシー様症状、肺障害、心障害：低血圧、血管浮腫、低酸素血症、気管支痙攣、肺炎（間質性肺炎、アレルギー性肺炎等を含む）、閉塞性細気管支炎、肺浸潤、急性呼吸促迫症候群、心筋梗塞、心室細動、心原性ショック等	・初回投与中または投与開始後24時間以内のインフュージョンリアクションは約90%（軽～中等度） →初回投与時はモニター管理 ・投与30分前に前投薬： 　抗ヒスタミン剤、解熱鎮痛剤 　初回投与時は最初の30分は50mg/時、その後30分ごとに50mg/時ずつ上げて、最大400mg/時まで上げることができる 　2回目～100mg/時で開始し、その後30分ごとに100mg/時ずつ上げて、最大400mg/時まで上げることができる ・バイタルサイン測定 【血圧・脈拍・体温・SpO₂】 投与前後、流速変更の直前と10分後

事例紹介

患　者：A氏
病　名：関節リウマチ
　　　　レミケード投与5回目　2時間投与
経　過：レミケード開始25分で全身掻痒感、発疹が出現。バイタルサイン変わりなし。
　　　　時間流量250mL/h⇒10mL/hへ下げる。
　　　　ポララミン注®投与し、約30分後には徐々に症状改善を認め、流量10⇒50⇒100mL/h
　　　　約4時間後、点滴投与終了。バイタルサイン変わりなく症状軽減しており、帰宅。
今　後：本人の継続希望あり。次回より前投薬でステロイド・抗ヒスタミン剤投与し、継続。

患　者：B氏
病　名：関節リウマチ
　　　　レミケード投与10回目　2時間投与
経　過：レミケード投与45分後に両上肢に蕁麻疹様の皮疹・掻痒感出現。バイタルサイン変わりなし。
　　　　レミケードいったん中止し、ポララミン注投与。20分後症状軽快しレミケード再開。流量60⇒125mL/hに上げる。
　　　　約2時間後、点滴終了。バイタルサイン変わりなし。
　　　　この次の回より、前投薬にプレドニン投与。アレルギー症状なし。

　Aさん、Bさんとも、バイタルサイン測定のタイミングでは症状の出現はみられなかったが、患者からのナースコールにより症状の出現が発覚した。

　自覚症状の訴えは症状の早期発見につながるため、毎回同じ説明であっても「症状出現時にはナースコールをすること」としっかりと患者に伝える必要がある。出現した症状は、軽度〜中等度のインフュージョンリアクションであると判断したため、すぐにいったん点滴を中断した。インフュージョンリアクションが疑われる症状であれば（判断が難しい場合でも）、そのまま投与すると症状がさらに悪化する可能性があるため、すぐにいったん点滴を中止し、そのほかの症状を確認し、バイタルサインを測定して医師に報告し、指示を受けるべきで

生物学的製剤の投与の実際；投与管理　●　23

ある。

　これら事例ではインフュージョンリアクションの出現しやすい時間帯に症状が出現しており、開始後１時間以内は特に注意が必要である。また「どの回数でもインフュージョンリアクションは起こり得る」という特徴どおり、前回までの投与では全く症状がなかったにもかかわらず、今回初めて症状が出現した。何回目であってもインフュージョンリアクションが出現する可能性があることをしっかり理解したうえでの管理が大切となる。

　Ａさんは引き続き前投薬を強力にしてレミケード投与を継続するが、再度症状が出現する可能性があるため、次回以降もよりきめ細かい観察が必要である。

安全な投与のために

　安全な投与のために以下の点に注意する。
・薬剤の知識・起こり得る症状とその対処を理解したうえで点滴投与を行う
・患者情報をしっかり確認しておく
・投与中の十分な観察を行う
・患者指導を行う
・主治医・診療科との連携を行う

（浜辺陽子）

引用・参考文献
1）濱口恵子編：がん化学療法ケアガイド．第２版，p.108，中山書店，2013．
2）田辺三菱製薬株式会社　レミケード　添付文書
　　http://www.info.pmda.go.jp/downfiles/ph/PDF/400315_2399402F1026_1_38.pdf
3）中外製薬株式会社　アクテムラ　添付文書
　　http://www.info.pmda.go.jp/downfiles/ph/PDF/450045_6399421A1020_1_14.pdf
4）ブリストル・マイヤーズ・スクイブ株式会社　オレンシア　添付文書
　　http://www.info.pmda.go.jp/downfiles/ph/PDF/670605_3999429D1021_1_08.pdf
5）アレクシオンファーマ合同会社　ソリリス　添付文書
　　http://www.info.pmda.go.jp/downfiles/ph/PDF/870056_6399424A1023_1_08.pdf
6）中外製薬株式会社　リツキサン　添付文書
　　http://www.info.pmda.go.jp/downfiles/ph/PDF/380101_4291407A1027_2_20.pdf

各 論

輸血管理

はじめに

　輸血には、原則として患者と血液型（ABO血液型、RhD因子）の一致した血液製剤を使用する。しかし、例外もある。血液型不一致のドナーからの造血幹細胞移植や臓器移植では、患者血液型と異なる血液製剤を使用する必要があり、その際には赤血球製剤と血漿製剤（血小板、新鮮凍結血漿）で使用する血液型が異なる場合がある。また、救急外来などで血液型が確定していない患者については、緊急度に応じてO型の赤血球製剤、AB型の血漿製剤を使用する。

　血小板については、有効期限が採血後4日と非常に短く、赤十字血液センター（以下、日赤）に同じ血液型の在庫がない場合は、許容できる血液型の製剤を使用することとなる。施設や診療科によっては、さらに複雑な対応が必要となる場合がある。

輸血過誤防止のための基本的な考え方

　輸血を実施するまでには、検査オーダーに始まり、採血→検査→製剤オーダー→検査→出庫→投与の過程がある。過誤輸血を防ぐためには図1に示すそれぞれのステップで十分な確認作業が必要となる。

　京都大学医学部附属病院（以下、当院）では輸血過誤が生じないように、それぞれの確認段階で下記のような対応を取っており、安全な輸血が行えるように努めている。

1 患者検体の取り違え

　患者リストバンドと採血管のバーコード認証により採血ミスを防止する。

2 検査の誤り

　検査のオーダーリングにより、検査オーダー情報が輸血部門システムに送信される。この検査のオーダーリングと、全自動輸血検査機器の導入によって、検査室での検体取り違えや検査結果の入力ミスを防止する。

輸血管理 ● 25

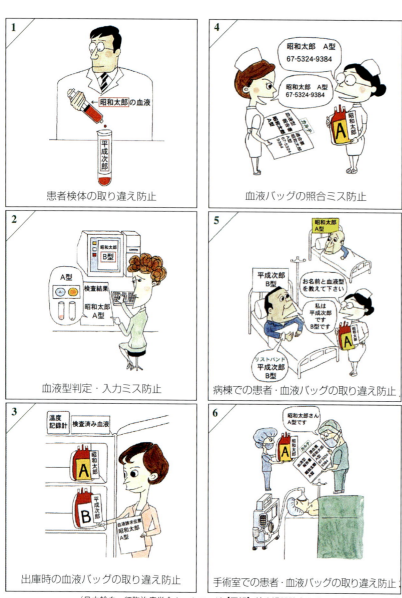

(日本輸血・細胞治療学会ホームページ【図解】輸血過誤防止のチェックポイントより)
図1　輸血のチェックポイント

3 血液製剤の出庫の誤り

　同姓（同名）の別患者用の血液製剤など、誤った製剤を診療科へ搬送してしまうと輸血現場での製剤取り違えを誘発してしまい、また、輸血製剤が行方不明となって輸血開始が遅れることも大きな問題となる。指定された輸血実施場所に届けるよう、出庫者および受取者の双方で確認してから出庫する。

4 ナースステーションでの血液製剤確認ミスの防止

　2名の医療スタッフによる目視確認に加え、輸血準備照合（輸血指示書と血液製剤のバーコード読み取り）により、投与指示と血液製剤があっているかを確認している。放射線照射済（以下、照射済）であ

るか、使用期限内の製剤であるかの照合も行っている。

5 患者・血液製剤の取り違え防止

　患者にフルネームを名乗らせて確認し、輸血実施照合（患者リストバンドと製剤バーコード読み取り）を行い、当該患者用の製剤であるかどうかを確認する。**4** の輸血準備照合済みの製剤のみが対象となる。

6 手術室での照合ミス防止への取り組み

　２名の医療スタッフによる目視確認に加え、手術室という現場の特殊な状況を考慮して、簡易な方法（輸血準備照合なしで輸血実施照合を行う）による照合が行えるように運用の変更を検討している。

　システムでの照合は、患者や製剤の取り違え防止において有用と考えられる。しかし、輸血製剤取り違え事例では、「システムがダウンしていた」「時間がかかるため照合システムを利用しなかった」などの報告がある。操作手順の統一や使いやすいシステムの構築に努める必要がある。

輸血の実際

1　輸血療法を実施する前に

1 説明と同意（インフォームド・コンセント；IC）

　輸血を行う場合には、患者に対して文書による同意の取得が義務づけられており、同意書が取得できているかの確認が必要である。

2 輸血検査

　血液製剤を出庫するにあたっては、血液型、不規則抗体検査、交差適合試験を行う。当院の電子カルテでは、血液型検査が１回のみの場合は血液型未確定と表示される。血液型を確定するためには、採血時期の異なった検体を用いて２回以上検査を行い、検査結果の一致を確認する必要がある。これは、検体採血時の患者取り違えによる輸血過誤防止の意味合いが大きく、採血時期の異なる別採血で提出することが重要である。

　検査室での誤判定防止については、同一検体を検査技師２名でそれぞれ検査を行い、その一致を確認する事や自動検査機器の導入で対応する。血液型が確定してはじめて、患者と同じ血液型の血液製剤を出庫することができるようになる。

3 輸血用血液製剤の種類

　表1に主要な血液製剤の一覧を示す。

【赤血球製剤（RBC）】

　一覧表に示した照射赤血球液と未照射の赤血球液を主に使用する。

表1　主要血液製剤一覧

販売名	略号	包装	算定用容量	有効期限	貯法	薬価
照射赤血球液-LR「日赤」	Ir-RBC-LR-1	血液200mLに由来する赤血球1袋	140	採血後21日間	2～6℃	8,864円
	Ir-RBC-LR-2	血液400mLに由来する赤血球1袋	280			17,726円
新鮮凍結血漿-LR「日赤」120	FFP-LR-120	血液200mLに由来する赤血球1袋	120	採血後1年間	マイナス20℃以下	8,955円
新鮮凍結血漿-LR「日赤」240	FFP-LR-240	血液400mLに由来する赤血球	240			17,912円
新鮮凍結血漿「日赤」480	FFP-LR-480	480mL1袋	480			23,617円
照射濃厚血小板-LR「日赤」	Ir-PC-LR-5	0単位約100mL1袋	100	採血後4日間	20～24℃要・振とう	40,100円
	Ir-PC-LR-10	10単位役200mL1袋	200			79,875円
	Ir-PC-LR-15	15単位役250mL1袋	250			119,800円
	Ir-PC-LR-20	20単位役250mL1袋	250			159,733円
照射濃厚血小板HLA-LR「日赤」	Ir-PC-HLA-LR-10	10単位約200mL1袋	200			96,025円
	Ir-PC-HLA-LR-15	15単位役250mL1袋	250			143,854円
	Ir-PC-HLA-LR-20	20単位役250mL1袋	250			191,496円

（2017年12月時点）

未照射赤血球液は、院内（輸血部門）で照射した後に供給する。赤血球製剤は、保存時間の経過とともにカリウム（K）値が上昇するが、照射を行うとさらにK値の上昇をまねくおそれがある。K値が問題となる患者には、照射後まもない製剤を使用する、あるいはK吸着フィルター（新生児の交換輸血を除いて保険適応外）を用いるなどで対応する。

　その他に、洗浄赤血球液があり、製剤中の血漿成分による副作用を避ける場合に使用するが、現在の赤血球液は血漿の大部分が除去されているので、適応となる患者は限られてくる。

【新鮮凍結血漿（FFP）】

　凝固因子の補充を目的として使用し、容量の異なる3種類の製剤がある。凍結された製剤バッグは硝子（ガラス）化しており、破損しやすいので取り扱いに注意が必要である。また、使用直前に融解する必要がある。融解すると黄色ないし黄褐色の液状になる。脂肪により混濁することがあるが、使用には差支えない。

【血小板製剤（PC）】

　血小板減少症を伴う疾患に適応する。献血者の血漿に浮遊させた血小板であるため、脂肪により混濁していることがある。濃厚血小板HLAは、患者がHLA抗体を保有しているために、通常の血小板製剤では輸血効果が得られない場合に使用される。

4 輸血用血液製剤の保管・管理

　輸血用血液製剤の保管・管理は、原則として輸血部門等で一括管理し、病棟へはできるだけ輸血開始直前に出庫する。それぞれの施設における使用量や搬送手段によっては、当日輸血する製剤を一括して病棟へ搬送するため、病棟で一時保管する必要が生じる。血液製剤の種

【訂正】 p.85

誤

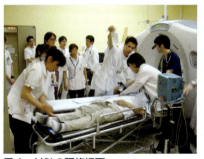
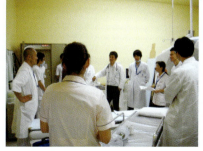

図4　MRIの研修場面

正

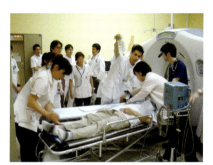
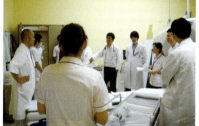

図4　CTの研修場面

【訂正】 p.87

誤

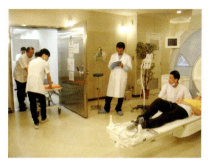

図6　CTの研修場面

正

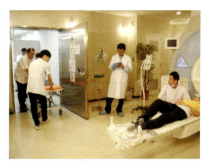

図6　MRIの研修場面

【訂正】

① アナフィラキシーの原因となる点滴があれば、ただちに投与を中止する

② 循環（Circulation）、気道（Airway）、呼吸（Breathing）の評価
意識レベルや皮膚の状態確認
エピネフリン投与

③ 緊急コール（コードブルーなど）、周囲に応援要請、AED、救急カートの準備
患者を仰臥位にして下肢を挙上する（嘔吐などあれば回復体位）
※これらは迅速かつ同時に行う

④ 適切な方法で気道確保（頭部後屈・あご先挙上、エアウェイなど）
必要であれば酸素投与開始（6〜8Lマスク）

⑤ 静脈路確保（なるべく20G）、生理食塩液1,000mL投与。
（輸液開始5〜10分間の投与量は、成人5〜10mL/kg、小児10mL/kg）

⑥ 必要であれば胸骨圧迫を開始、心肺蘇生を行う

⑦ バイタルサインは短い間隔で確認する（循環：血圧／心拍数／末梢冷感・湿潤、呼吸：呼吸音／回数／ Spo_2、気道、皮疹、意識障害などを評価）

図2　アナフィラキシー患者対応マニュアル

（Simons et al.,World Allergy Organization anaphylaxis guidelines をもとに作成）

が、経鼻・経口エアウェイ、気管チューブなどを必要に応じて用いることがある。気道粘膜浮腫などで気道を確保することが困難な場合には、輪状甲状靱帯穿刺や輪状甲状靱帯切開などを行うことも考慮する。エピネフリンが使用可能であればただちに投与を行う。

③　緊急コールを行い、患者急変であることを救急科医師へ伝える。また、周囲のスタッフに応援を要請し、AED、救急カートの準備を依頼することも必要である。患者を仰臥位にして下肢挙上、嘔吐があれば回復体位を取らせ、可能であれば吸引を行う。これらすべてを迅速かつ同時進行で実施することが重要である。

④　適切な方法で気道確保（頭部後屈・あご先挙上、エアウェイなど）を行い、必要に応じて酸素投与（6〜8L/min）を開始する。

⑤　ショック状態であれば両前腕に静脈路確保をすることが一般的であるが、状

況に応じて骨髄針やCVカテーテルなどの利用も考慮し、初期輸液として生理食塩液1,000mLを投与する（開始5〜10分間の投与量は、成人5〜10mL/kg、小児10mL/kg）。

⑥　呼びかけに反応がない、内頸動脈を触知しない場合などはただちに胸骨圧迫を開始し、アドレナリン1mg静注なども含めた心肺蘇生を行うことが重要である。

⑦　バイタルサインは短い間隔で確認する。②で実施した意識状態や循環状態（血圧/心拍数/末梢冷感・湿潤/CRT）の評価、気道確保（頭部後屈/あご先挙上/下顎挙上/経鼻・経口エアウェイ/気管チューブ）、呼吸状態（呼吸音/呼吸回数/SpO$_2$）の評価や、皮膚の状態（皮疹/搔痒感）などの経過をしっかり記録することも大変重要である。

アナフィラキシーの薬物治療

※小児*：ここでは年齢にかかわらず、思春期前の体重35〜40kg以下の患者と定義する。

①第一選択薬★★★

最も重要な治療薬は、エピネフリン（アドレナリン）である。ここではエピネフリンの主な作用について確認しておく。

エピネフリン筋注（大腿前外側中間）投与量は0.01mg/kg、最大投与量は成人0.5mg、小児0.3mg）である。

エピネフリンの薬理作用には、以下のようなものがある。

①α$_1$受容体

血管平滑筋に分布。血管収縮により末梢抵抗を増大し血圧を上昇させたり、気道粘膜浮腫を減少させる。

②β$_1$受容体

心収縮力や心拍数を増加させる。

③β$_2$受容体

メディエーター放出を抑制し、気管支を拡張させる。

※アナフィラキシーの既往がある患者は、自己注射薬を携帯している場合があるので、緊急時に本人が注射を打てない場合はそれを使用してもかまわない。

※βブロッカー投与中の患者に対しては、グルカゴンの投与が必要となる場合がある。

②第二選択薬★★

抗ヒスタミン薬、β$_2$刺激薬、H$_2$ブロッカー、ステロイドが使用される。ステロイドは作用発現に数時間要するため、救命目的よりはむしろ遷延性、二相性アナフィラキシーの予防目的に投与される。

【抗ヒスタミン薬/H$_1$ブロッカー】

・静注：クロルフェニラミン（ポララミン®など）　成人10mg、小児*2.5〜5mg静注

ジフェンヒドラミン　成人25〜50mg（1mg/kg）、小児*最大投与量50mg

・経口：セチリジン（ジルテック®など）

改訂版・小冊子

【変更】p.122 ～ 126

II. 静脈注射・輸液管理に関する業務手順

　　静脈注射・輸液管理認定プログラムを実施するためには、看護師が行う静脈注射・輸液管理に関する基準の作成だけでなく、静脈注射・輸液管理に関する業務手順の整備も重要なポイントである。

　　静脈注射・輸液管理に関する手技については、それぞれ標準業務手順書（：Standard Operating Procedure；SOP）を作成している。SOPでは、手技のプロセスにSafety Checkとポイントを入れ、手順に沿った「チェックリスト」を活用しながら、具体的な行動レベルにつなげられるようになっている。

標準業務手順書
【静脈内留置針による血管確保　手順】

I　業務の概要

リスク

- ・患者誤認
- ・血管・神経損傷
- ・動脈誤穿刺

II　標準業務手順書（SOP）

《指示段階》

1．注射指示の確認をする
　Safety Check

- □ 静脈注射の実施は、医師の指示として明文化されているか
- □ 患者にとって禁忌薬液ではないか
- □ わかりにくい指示は医師に確認したか
- □ やむを得ず口頭指示を受ける場合は医療スタッフマニュアルを参照したか
- □ 医師の指示の内容は、患者の病状、年齢、体重などから妥当なものと判断できるか

　1）患者氏名
　2）日付、時刻
　3）薬液名
　4）単位（規格）：mLとmgの判別

５）投与方法：量・回数・速度・経路

《準備段階》
２．患者の状態をアセスメントする
Safety Check

□ 患者の状態は、指示された薬液を投与してよいと判断できるか

１）KING画面のプロフィールより患者情報を確認する
２）利き腕や禁忌事項を考慮して、適切な刺入部位を選択する
ポイント

・駆血禁忌部位（シャント部位、乳癌術側、腋窩リンパ節郭清術側など）
・穿刺を避けたほうがよい部位（麻痺側や利き手側）
・アンギオ時は、左手に留置する

３）投与する薬液の濃度、投与量、投与期間に応じて適切な静脈内留置針を
　　選択する
３．マスクを着用する
４．処置台やトレイ・ワゴンを除菌クロスで清拭する
５．衛生的手洗いをする
６．必要物品を準備する
　１）薬液を準備する
　ポイント

・薬液は３回確認する（取る時、吸う時、捨てる時）
・薬液の準備中は業務を中断しない

　Safety Check

□ 薬液はダブルチェックで準備したか
□ ５R（①right patient正しい患者 ②right drug正しい薬液 ③right
　　dose正しい用量④right route正しい方法⑤right time正しい時間）で
　　確認したか

　①　注射ワークシートと薬液を照合する
　②　輸液ライン内に空気が混入しないように先端まで薬液を満たす
２）必要物品をトレイに準備し処置用ワゴンに用意する
　①　トレイに準備してからワゴンに乗せる物品類
　　（１）　静脈留置針
　　（２）　消毒綿（単包）
　　（３）　乾綿（容器のまま）
　　（４）　固定用テープ（約５cm×２枚）

（5）　ドレッシング材1枚
（6）　防水シーツ1枚
② トレイに入れない物品類
（1）　注射ワークシート
（2）　照合端末
（3）　未滅菌手袋（箱のまま）
（4）　手指消毒剤
（5）　駆血帯
（6）　マジック
（7）　針廃棄容器
（8）　点滴スタンド
（9）　輸液薬液

《実施段階》
7．患者の準備を行う
　1）患者と対面し、注射ワークシートに記載された患者氏名を確認する
Safety Check

> □ 患者自身に名前を名乗ってもらい（もしくはリストバンドで確認）注射ワーク
> シートの患者

　2）血管確保の目的と必要性を説明し同意を得る
Safety Check

> □ 実施に際しては十分な説明を行ったか
> □ 患者が意思表示しやすいように働きかけたか

　3）排尿を促す
　4）安楽な体位をとる
8．照合端末で照合する
9．注射部位を決定する
　1）穿刺部位下に防水シーツを敷く
　2）ラテックスアレルギーの有無を確認した後、利き手、既往歴、CVポート
　　　の有無などを患者に確認し、駆血帯を巻く腕を選定する
Safety Check

> □ 穿刺する血管は穿刺推奨部位（①蛇行していない血管②関節付近を避け
> た血管③血管分岐部など血管の動揺の少ない部位④太く弾力のある部位
> ⑤針の固定しやすい部位⑥もっとも末梢側）を選択したか

　3）駆血帯を絞め、穿刺する血管を触診し穿刺部位を決定
Safety Check

改訂版・小冊子

□ 血管が見つけにくいときは温める、腕を下げるなど血管の怒張を促したか

□ 拍動はないか（動脈誤穿刺の兆候）

　　4）一旦駆血帯をはずす

　　5）穿刺物品を防水シーツ上に置く

　　6）トレイ・針廃棄容器を適切な位置に置く

10．手指消毒剤で手指を消毒後、未滅菌手袋の着用をする

　　ポイント

・アルコール禁の場合は、0.025％ザルコニン液または、0.1％クロルヘキシジングルコンサン酸塩液を使用する

・駆血帯は穿刺部の約10〜20cm中枢側に動脈血流を妨げない程度に巻く

・手関節橈側・尺側は動脈・神経損傷の危険があり避ける

・下肢は血栓性静脈炎を生じやすく歩行も制限されるのでなるべく上肢を選択する

11．血管確保を行う

Safety Check

＜血管確保ができなかった場合＞

1．駆血帯をはずし、刺入部に乾綿をあて軽く押さえる

2．内針を抜ききり、安全装置を作動させ外針を抜いたら針廃棄容器に廃棄する

3．抜針後に乾綿の上から圧迫止血する

　　1）穿刺及び固定を行う

　　① 注射部位より中枢側に駆血帯をしめ、患者の親指を中に入れて握り静脈を怒張させる

　　② 刺入部位を消毒綿で中心から円を描くように消毒を行う

Safety Check

□ 皮膚消毒は正しい方法で行えたか

---

　　③ 針を取り出し刃先面を確認する（刃先が上向きになっている事を確認）

　　④ 消毒液が完全に乾燥したのを確認する

　　⑤ 利き手で静脈内留置針を持ち反対側の母指刺入部の皮膚を伸展させ血管を固定する

　　⑥ 注射針の刃先面を上にして、皮膚に対して約30°の角度で静脈内に針を刺入する。

改訂版・小冊子

Safety Check

☐ 穿刺は清潔操作によって行ったか

⑦　刺入部及びその末梢に痛みやしびれがないことを確認する
ポイント

・再使用は禁止

⑧　留置針の内針に血液の逆流（バックフロー）を確認したら、角度を下げて３～５㎜針を挿入し、内針を固定し外針だけを血管内に押し進める
２）留置針の後始末を行う
　①　外針を挿入したら駆血帯を外す
　②　内針を抜く前に、穿刺部より中枢を指で圧迫止血する
　③　カテーテルハブを固定し内針をまっすぐ抜く針廃棄
　④　針の安全装置を作動させ、速やかに針廃棄容器に捨てる
ポイント

・カテーテルから内心を抜き取る際は、内針を途中で止めないこと。また、内針をカテーテル内で針先方向に進めないこと。（カテーテルが損傷し、破断する可能性がある）

３）血管内へ輸液を注入する
　①　外針と先端まで輸液で満たされた輸液ラインを接続する
　②　輸液ラインのクレンメを緩め、自然滴下の確認をする
　③　刺入部の腫脹や疼痛の有無を確認する
４）輸液ラインを固定する
　①　ドレッシング材で針の刺入部を固定する
　②　輸液ラインをループ状にして固定用テープで固定する
　③　ドレッシング材の台紙のシールに、日付、留置針のサイズを記入しドレッシング材の角の部分に貼付する
12．輸液を開始する
　１）輸液速度を指示通りに調節する
13．輸液中の状態を観察する
Safety Check

☐ しびれ・熱感・悪寒・咽頭違和感・喘鳴・不快感等のアレルギー反応はないか
☐ 局所の発赤・腫脹・疼痛・掻痒感・などの出現はないか
☐ 薬液漏れ、ルートの閉塞はないか

　１）輸液中の起こり得る状態について患者に説明する

2）ナースコールを手許に置く
14．注射ワークシートにサインする
《実施後段階》
15．物品の後片付けを行う
Safety Check

□ 医療廃棄物の処理方法に関する基準を遵守したか

16．未滅菌手袋をはずす
17．衛生的手洗いを実施する

III　必要物品

静脈留置針
固定用テープ
ドレッシング剤

IV　用語の定義

用語	定義
バックフロー	血管内に針が留置出来た時、自然に血液が逆流してくる現象のこと ※図1参照

※図1 バックフロー
　血管内に針が留置出来た時、自然に血液が逆流してくる現象のこと

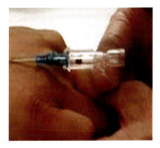

改訂版・小冊子

チェックリスト
【 静脈内留置針による血管確保　チェックリスト 】
確認日：　年　月　日
実施者：
確認者：
1：できる　2：指導の下でできる　3：演習でできる　4：知識としてわかる

≪指示段階≫	1	2	3	4	コメント
1．注射指示の確認をする					
1）患者氏名					
2）日付、時刻					
3）薬液名					
4）単位（規格）：mlとmgの判別					
5）投与方法：量・回数・速度・経路					
≪準備段階≫					
2．患者の状態をアセスメントする					
1）KING画面のプロフィールより患者情報を確認する					
2）利き腕や禁忌事項を考慮して、適切な刺入部位を選択する					
3）投与する薬液の濃度、投与量、投与期間に応じて適切な静脈内留置針を選択する					
3．マスクを着用する					
4．処置台やトレイ・ワゴンを除菌クロスで清拭する					
5．衛生的手洗いをする					
6．必要物品を準備する					
1）薬液を準備する					
①注射ワークシートと薬液を照合する					
②輸液ライン内に空気が混入しないように先端まで薬液を満たす					
2）必要物品をトレイに準備し処置用ワゴンに用意する					
①トレイに準備してからワゴンに乗せる物品類					
（1）静脈留置針					
（2）消毒綿（単包）					
（3）乾綿（容器のまま）					
（4）固定用テープ（約5cm×2枚）					
（5）ドレッシング剤1枚					
（6）防水シーツ1枚					
②トレイに入れない物品類					
（1）注射ワークシート					
（2）照合端末					
（3）未滅菌手袋（箱のまま）					
（4）手指消毒剤					
（5）駆血帯					
（6）マジック					
（7）針廃棄容器					
（8）点滴スタンド					
≪実施段階≫					
7．患者の準備を行う					
1）患者と対面し、注射ワークシートに記載された患者氏名を確認する					
2）血管確保の目的と必要性を説明し同意を得る					
3）排尿を促す					

8．照合端末で照合する				
9．注射部位を決定する				
1）穿刺部位下に防水シーツを敷く				
2）ラテックスアレルギーも有無を確認後、利き手、既往歴、CVポートの有無などを患者に確認し、駆血帯を巻く腕を選定する				
3）駆血帯を絞め、穿刺する血管を触診し穿刺部位を決定				
4）一旦駆血帯をはずす				
5）穿刺物品を防水シーツ上に置く				
6）トレイ・針廃棄容器を適切な位置におく				
10．手指消毒剤で手指消毒後、未滅菌手袋の着用をする				
11．血管確保を行う				
1）穿刺及び固定を行う				
1　注射部位より中枢側に駆血帯をしめ、患者の親指を中に入れて握り静脈を怒張させる				
2　刺入部位を消毒綿で中心から円を描くように消毒を行う				
3　針を取り出し刃先面を確認する（刃先が上向きになっている事を確認）				
④消毒液が完全に乾燥したのを確認する				
4　利き手で静脈内留置針を持ち反対側の母指刺入部の皮膚を伸展させ血管を固定する				
5　注射針の刃先面を上にして、皮膚に対して約30°の角度で静脈内に針を刺入する。				
6　刺入部及びその末梢に痛みやしびれがないことを確認する				
7　留置針の内針に血液の逆流（バックフロー）を確認したら、角度を下げて3〜5mm針を挿入し、内針を固定し外針だけを血管内に押し進める				
2）留置針の後始末を行う				
①外針を挿入したら駆血帯を外す				
②内針を抜く前に、穿刺部より中枢を指で圧迫止血する				
③カテーテルハブを固定し内針をまっすぐ抜く				
④針の安全装置を作動させ、速やかに針廃棄容器に捨てる				
3）血管内へ輸液を注入する				
1　外針と先端まで輸液で満たされた輸液ラインを接続する				
2　輸液ラインのクレンメを緩め、自然滴下の確認をする				
③刺入部の腫脹や疼痛の有無を確認する				
4）輸液ラインを固定する				
①ドレッシング剤で針の刺入部を固定する				
②輸液ラインをループ状にして固定用テープで固定する				
③ドレッシング剤の台紙のシールに、日付、留置針のサイズを記入し、ドレッシング剤の角の部分に貼付する				
12．輸液を開始する				
1）輸液速度を指示通りに調節する				
13．輸液中の状態を観察する				
1）輸液中の起こりうる状態について患者に説明する				
2）ナースコールを患者の手許に置く				
14．注射ワークシートにサインする				
≪実施後段階≫				
15．物品の後片付けを行う				
16．未滅菌手袋をはずす				
17．衛生的手洗いを実施する				

別ごとに保管温度が異なるので注意が必要である。手術室やICUなどでは、使用見込みで出庫することが多くなるので、患者ごとにケースを分けて保管するなど、血液製剤の取り違え防止にも注意が必要である。

①温度管理

表1には、製剤種別ごとの貯法も記載している。赤血球製剤は2〜6℃で保管する。搬送バッグに入れたまま放置したり、冷凍庫に入れてしまったなどの事例があるので注意が必要である。

FFPは−20℃以下で保管し、投与に合わせて融解する。

血小板は20〜24℃で水平振とう（約60回/分）しながら保管する。血小板の代謝により産生される乳酸によって、pHが低下すると血小板が傷害されるが、振とうすることでpHを一定に保つことができる。冷蔵庫などの保管庫は温度管理を行う必要がある。

②新鮮凍結血漿（FFP）の融解

FFPのバッグが破損していて機材が汚染され、さらに投与開始に遅れが生じたケースや、低温で融解したためクリオプレシピテートが析出して輸血セットの目詰まりが起こした事例、反対に湯温が高く蛋白変性が起きた事例もある。クリオプレシピテートの折出については、加温により消失することが多く使用可能であるが、これらを防ぐために、以下の点に注意する。

・融解前に破損がないかを確認する
・30〜37℃で融解する
・速やかに使用する

現在のところ凝固因子の失活を考えて、融解後3時間以内での投与を完了するように定められている（ガイドライン改定の可能性有）。

タライで解凍する場合には水温が低下しないように大きめのものを使用する。混合水栓から温水を流し続ける方法は、温度が変わりやすく危険である。恒温水槽の解凍機は一定の温度を保ち、振とう機付きはさらに速やかに解凍できるが、製剤が不清潔になりやすいため使用後の定期的なメンテナンスが必要である。ジェルパッドで加温するタイプの解凍機は解凍に若干時間を要するが、庫内を清潔に保つことができる。

2 輸血を実施する際に

輸血副作用発生時に迅速に対応できるよう救急カートなどの整備を行い、人手のある時間帯に実施できる体制を取る。

■ 輸血指示の確認

輸血指示に対して、指定された血液型、製剤種別、容量、単位数で

あること、有効期限内であること、照射済であること（FFPを除いて輸血後移植片対宿主病の予防のため照射が必要である）を確認する。当院では、輸血準備照合（輸血指示書と輸血製剤の照合）と、輸血実施登録（患者リストバンドと輸血製剤の照合）の２段階に分かれており、指示と異なる種類の製剤を照合した場合は、エラーとなるシステムを構築している。

　アレルギー反応予防のために前投薬が必要な場合や、投与速度、他の輸液との投与量の調整などの指示についても、輸血準備段階でのスタッフ２名での読み合わせ確認が重要である。

2 血液製剤の外観チェック

　輸血セットを接続する前に、必ず血液製剤の色調の変化や凝集塊がないか確認し外観チェックを行う。RBCの場合、きわめてまれだが、低温でも増殖する細菌（エルシニア・エンテロコリチカ、セラチア・リクファシエンス）や、保存中に産生されたエンドトキシンが、菌血症やショックなどの原因となる。そのような場合、通常は暗赤色の製剤が黒色化する。

　血小板製剤では、保管温度が室温に近いため、細菌汚染のリスクが高くなる。血小板は蛍光灯にかざしてゆっくりと撹拌してスワーリング（良い状態の血小板は扁平な細胞なので光の乱反射を起こしてキラキラした光の渦巻きのパターンが認められる）を確認する。このスワーリングが消失したり凝集塊が認められる場合には、細菌汚染などが疑われる。異常が認められた場合は、輸血セットの接続などは行わずに輸血部門に連絡する。

3 輸血セット

　輸血は、ろ過装置のあるルート（輸血セット）を使用する。輸液セットを間違って使用されるケースがあるが、輸液セットはメーカーによってはろ過装置のないものがあり、その場合には凝集塊をトラップできない。また、輸血セットよりも細かいフィルターを装着しているメーカーもあり、この場合はろ過面積が小さいことから製剤が目詰まりを起こす場合がある。

4 血液製剤と薬剤は混注禁忌

　薬剤によっては血液製剤の凝固や凝集、溶血、蛋白変性などを引き起こす場合がある。外観上変化がなくても、品質低下や副作用の原因となることがあるため輸血は原則として単独ラインで行う。

5 輸血手技

　輸血のための静脈確保は、成人では可能な限り22G以上の針を用いることとしている。やむを得ず細い針を使用する場合は、溶血の原因となるので輸液ポンプを使用しない。順調に自然滴下できるようであれば問題ないと思われる。また、針を穿刺する際は消毒用アルコール、70％イソプロパノールなどの一般的な皮膚穿刺の消毒を行う。中心静脈の経路に接続する場合は、ポビドンヨードを用いて十分消毒

を行う。

6 輸血後の観察（輸血副作用への対応）

輸血後の観察を以下のように行う。

① 輸血前に患者の血圧、脈拍などを測定し記録する。

② 致命的となる副作用の危険性があることから、出血時を除き輸血開始15分間は1mL/分程度で緩徐に輸注し、開始後5分間はベッドサイドで患者の状態を観察する。

重大な問題となるABO不適合輸血が生じた場合は、血管痛、動悸、気分不快などが生じる。この時点で輸血を中止し、適切な処置をとれば重篤な状況を避けられるケースがあるので、注意深い観察が必要である。

③ 15分程度経過したのち再度患者を観察し、問題なければ、5mL/分以内の範囲で指示の輸血速度に調整する。

④ その後も適宜、患者観察を行い記録する。副作用が発生時にはただちに輸血を中止し、医師に報告して適切な処置を行う。

3　輸血副作用

表2に、当院の輸血同意書取得時の説明文書に記載している輸血副作用発生頻度の一覧表を示す。輸血副作用を溶血性と非溶血性に分けて説明する。

1 溶血性副作用

① 免疫学的な溶血性副作用

【血管内溶血】

主にABO不適合輸血で認められるもので、輸血した赤血球が血管内で患者の抗体と反応して補体が活性し、輸血した赤血球が短時間で破壊され激しい症状をきたす、重篤な溶血性副作用である。

【血管外溶血】

患者血液中に存在する不規則抗体による不適合輸血で起こる溶血性副作用で、不規則抗体により感作された不適合赤血球が脾や肝臓などの網内系に取り込まれて（血管外で）溶血を起こし、悪寒戦慄をきたすことがある。その後の検査で輸血効果がない、血清ビリルビン値の上昇などが認められる。血管内溶血に比べて症状は緩徐とされている。

【遅発性溶血性輸血副作用】

輸血前には、患者血液中に明らかな不規則抗体が存在しない場合で、輸血により不規則抗体の力価が急激に上昇した場合に、輸血後数日経ってから輸血した赤血球を破壊する溶血性副作用である。

② 非免疫学的溶血性副作用

輸血時の加圧による赤血球の機械的溶血、製剤の細菌汚染による溶血、温度管理（赤血球製剤を冷凍庫に保存など）上の問題による溶血などがあげられる。

2 非溶血性輸血副作用

①発熱

発熱は頻度の高い輸血副作用で、解熱剤の投与により軽快し輸血を中止しなくてもよい場合が多いが、単なる発熱とABO不適合輸血や輸血製剤の細菌汚染などによる重篤な輸血副作用に伴う発熱とを早期に鑑別して対処することが肝要であり、注意を要する。

②アレルギー反応（蕁麻疹）

輸血による蕁麻疹もよくみられる副作用で、原因は輸血製剤中の血漿蛋白と患者血清中の抗血漿蛋白抗体の抗原抗体反応により発症する。現在の赤血球液ではほとんどの血漿成分が除去されているので、この副作用の頻度は低くなってきている。

輸血中に起こった場合、軽微であれば輸血速度を遅くして、抗ヒスタミン剤、グリチルリチン製剤の投与で経過観察すれば、多くの場合軽快する。しかし、喘鳴、呼吸困難などを伴った場合は輸血を中止し、必要であれば酸素吸入、ハイドロコーチゾンを投与するなど迅速な対応が必要である。

輸血時に蕁麻疹が頻繁に起こる患者については、抗ヒスタミン剤の輸血前投与が行われる。洗浄赤血球や血漿除去血小板の輸血（当院ではセト液で置換した血小板製剤を院内で調製している）により、ほとんどのアレルギー反応を防止できる。

③アナフィラキシー反応

違和感、嘔吐、呼吸困難、胸痛、血圧低下などの全身症状を伴う重症即時型のアレルギー反応をアナフィラキシーと呼ぶ。製剤中のアレ

表2　輸血副作用の発生頻度

	項　目	発生頻度（輸血本数あたり）	備　考
1	輸血後肝炎	1/40万〜1/50万	B型肝炎、C型肝炎、E型肝炎
2	HIV感染	1/100万 （正確な頻度は不明）	ヒト免疫不全ウイルス感染 日本でも副作用の報告があります。
3	輸血後GVHD	未照射血液で発生 1/10,000（致死率99%以上） 血縁者からの院内採血では危険性がきわめて高い。	輸血した血液中に含まれる白血球が患者の体組織を攻撃・破壊する副作用で、輸血用血液製剤に放射線照射を行うことにより予防できます。
4	輸血関連急性肺障害	1/5,000〜1/1万 （致死率5〜15%）（正確な頻度は不明）	主として、輸血した血液中に含まれる白血球抗体が原因の副作用で、肺水腫を起こします。
5	細菌感染症	1/1万〜1/10万（正確な頻度は不明）	血液製剤が細菌に汚染されていた場合に発生します。
6	溶血反応	軽症 1/1,000 重症 1/10万	血液型が適合しない赤血球輸血では輸血を受ける患者さんの持っている抗体と反応して溶血が生じ、腎機能低下などの問題が起こります。（輸血前検査で調べて予防できますので、極めてまれです）
7	アレルギー 蕁麻疹 発熱、悪寒	軽症 1/10〜1/100 重症 1/1万	発熱と蕁麻疹は、まれな副作用ではありません。異常を感じたらすぐに、担当医・看護師に連絡してください。 軽いアレルギー反応は、血液製剤の白血球を除くことにより発生頻度を少なくすることができ、血液センターにて実行されています。
8	輸血後鉄過剰症		頻回の赤血球輸血で起こることがあります。
9	未検査・未知の病原体による感染症		可能性があります。

ルゲンが患者肥満細胞のFc receptor と結合した抗IgE抗体と反応し、細胞から種々の化学伝達物質が放出され、その結果、血管透過性の亢進、平滑筋収縮、分泌されたヒスタミンなどによって重篤な症状を呈する。原因となる製剤は、血小板製剤が7割を占めるとされ、繰り返し輸血を行っている血液疾患患者に多く、半数は蕁麻疹、発熱などの副作用歴がある。

④輸血関連急性肺障害(transfusion-relatedacutelunginjury；TRALI)

輸血後6時間以内に（2時間以内であることが多い）、呼吸困難と低酸素血症を主徴として発症する非心原性急性肺浮腫である。副作用の発生頻度としては低いものの、致死率はABO不適合輸血に次いで高く、注意が必要である。呼吸困難症状が最初に出現して、血圧低下と低酸素血症を呈する。最近では、外来での輸血が増えてきており、輸血を終了してしばらく時間をおいてから副作用が起こる可能性があるので、体調不良が出現した場合の連絡先などを患者に伝えておくことも必要となる。

⑤鉄過剰症

造血機構が低下している疾患への赤血球輸血は、多大な鉄負荷をもたらして心筋障害、肝硬変、糖尿病などの内分泌障害を引き起こす。その治療には鉄キレート薬が用いられる。

⑥輸血後感染症

現在、日赤から供給される血液製剤は、HBV、HCV、HIVについて、献血者ごとに核酸増幅検査（個別NAT）を実施して陰性の製剤が供給されているので、感染のリスクは非常に低くなっている。さらに、輸血前と輸血後3か月程度に定められた感染症検査を実施して、感染症に対して早期に治療が開始できるよう取り組まれている。当院での対応を**図2**に示す。

⑦輸血後GVHD（graft-versus-host disease）

血液製剤中のリンパ球が輸血を受けた患者に拒絶されることなく、反対に患者の組織を非自己と認識して増殖・攻撃することにより発症する。致死率が非常に高いため、FFPを除く輸血用血液製剤には照射を行う必要がある。

⑧その他

心肺疾患者、慢性腎不全患者、老人、乳幼児などに大量輸血や急速輸血を行うと循環負荷による輸血後心不全をきたすことがある。

④ その他の注意事項

■ 緊急大量輸血時の血液型選択

緊急に血液製剤が必要となった場合は、**表3**に示す緊急時の適合血の選択に準じて製剤の血液型を選択して使用する。輸血部門の在庫状況によるところが大きいため、コミュニケーションを取ることが大切である。

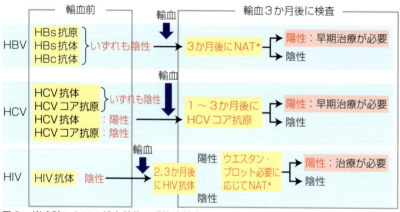

図2 当病院における輸血前後の感染症検査

2 血液製剤の投与時間

血液製剤1バッグを6時間以上かけて使用する場合は、製剤の品質に問題が出てくる可能性があるため、投与前に子バッグに分割を行い、すぐに使用しない子バッグについては、適切な条件で保管する必要がある。輸血部門で無菌的にバッグ分割する必要があり、対応について相談する。

3 クロスマッチの有効期限

赤血球製剤は交差適合試験（クロスマッチ）を行い、適合した製剤が出庫される。

出庫当日に使用すれば問題ないが、輸血や妊娠などの免疫刺激により、新たに血液型に対する抗体を産生する可能性がある。したがって、常に新鮮な患者検体でクロスマッチを実施する必要がある。通常採血後3日以内の検体を使用することとなっている。

（万木紀美子）

表3　緊急時の適合血の選択

患者血液型 \ 血液製剤	赤血球液（RBC）	新鮮凍結血漿（FFP）	血小板製剤（PC）
A	A＞O	A＞AB＞B	A＞AB＞B
B	B＞O	B＞AB＞A	B＞AB＞A
AB	AB＞A＝B＞O	AB＞A＝B	AB＞A＝B
O	Oのみ	全型適合	全型適合

（産科的危機的出血への対応指針．2017．より引用一部改変）

参考文献
1) 厚生労働省編：血液製剤の使用にあたって．輸血療法の実施に関する指針・血液製剤の使用指針・血液製剤等に係る遡及調査ガイドライン．第4版，pp.1-105，じほう，2009．
2) 日本赤十字社編：輸血用血液製剤取り扱いマニュアル．2010年11月改定版．
3) 日本産科婦人科学会、日本産婦人科医会、日本周産期・新生児医学会他編：産科的危機的出血への対応指針2017．http://www.jsog.or.jp/activity/pdf/shusanki_shishin2017.pdf
4) 前川平，万木紀美子：遅発性溶血性輸血副作用（delayed hemolytic transfusion reaction, DHTR）；見逃されている臨床病態．臨床血液、49（10）：1306-1314, 2008．

各　論

抗がん薬投与における末梢静脈血管穿刺の基礎知識

　本項では、がん薬物治療の静脈内投与について解説するが、専門性の高い領域でもあり、薬剤も多く難解な箇所ではある。この分野に従事する看護師は特に十分な知識と経験が必要であることから、ここでは、あえて当院のレベルⅢC取得の際の講義に準じて記載することとした。

がん治療の目的と役割

　がんの治療方法は、以下の３つがある。
・手術療法
・がん薬物療法（がん化学療法）
・放射線療法
　このなかで、がん薬物療法とは、殺細胞性薬剤，分子標的薬，ホルモン薬などを用いて、がん細胞の増殖抑制治療を、がん薬物療法と総称する。がん細胞の浸潤・増殖・転移などに関与する分子に加え、近年は免疫チェックポイントを標的とする分子標的薬剤の開発も進み、臨床応用されるようになっている。
　がん薬物療法の目的には、治癒を目指すもの、延命を期待するもの、また症状の緩和やQOLの向上を期待する場合などがある。
　各種悪性疾患に対するがん薬物療法の有効性は以下のように示されている。

A群：治癒が期待できる
　がん薬物療法単独で治癒が期待できるがん腫であり、がん薬物療法が絶対適応となる。
　がん腫…急性リンパ性白血病、ホジキンリンパ腫、非ホジキンリンパ腫（中・高悪性度）、胚細胞腫瘍、絨毛がん

B群：延命が期待できる
　がん薬物療法単独で治癒することは難しいが、予後の延長が認められかつ奏効割合が50％以上期待できるがん腫である。また、再発予防目的の術後療法や集学的治療がとられることも多い。
　がん腫…卵巣がん、小細胞肺がん、非小細胞肺がん、大腸がん、多発性骨髄腫、慢性骨髄性白血病、慢性リンパ性白血病、非ホジキンリ

抗がん薬投与における末梢静脈血管穿刺の基礎知識　●　35

ンパ腫（低悪性度）、胃がん、膀胱がん

C群：症状緩和が期待できる

　がん薬物療法単独で治癒は得られない。延命効果は得られるが、奏効割合は50%以下となるがん腫である。症状緩和、QOL改善が重要な治療目的となる。

　がん腫…骨肉腫　軟部組織腫瘍、頭頸部がん、食道がん、子宮がん、腎がん、膵がん、肝がん、胆道がん、脳腫瘍、甲状腺がん

　がん薬物療法の役割は、以下のようなものがある。

1 進行・再発がんに対するがん薬物療法

　注射や経口薬剤を投与することにより、全身的な抗腫瘍効果を得る。複数の薬剤を組み合わせた併用化学療法が多い。

併用化学療法の役割

①患者が耐用できる範囲でそれぞれの薬剤を用いることで抗腫瘍効果を増強させる。

②異なる遺伝子異常をもつ多様ながん細胞に対して多くの機序による抗腫瘍作用を発揮する。

③薬剤耐性の獲得を遅らせたり、防いだりする可能性がある。

併用化学療法の際の抗悪性腫瘍薬剤の選択の原則

①単独で有効とされているものを選ぶ。完全寛解が期待できる薬剤がより望ましい。

②異なる作用機序を有するものを選ぶ。

③異なる副作用を有するものを選ぶ。

④できるだけ個々の薬剤の推奨投与量・スケジュールで投与する。

⑤できるだけ短い間隔で投与する。

2 術前化学療法（Neo Adjuvant Chemotherapy；NAC）

　手術前にdown staging目的でがん薬物療法を行う（induction chemotherapyともいう）。

有用性が示されているがん腫

　食道がん、膀胱がん、乳がん、喉頭がん、骨肉腫、胚細胞腫瘍、小児固形腫瘍など

3 術後化学療法（Adjuvant Chemotherapy）

　手術・放射線療法などの局所治療後に再発予防目的でがん薬物療法を行う。

有用性が示されているがん腫

　乳がん、胃がん、食道がん、大腸がん、膵がん、骨肉腫、子宮体がん、非小細胞肺がん、GISTなど

4 集学的治療（combined modality）

　局所療法（手術/放射線療法）と全身治療（がん薬物療法）など異なるモダリティを併用し、効果を高める治療方法。化学放射線療法が有用とされているがん腫では、根治的あるいは周術期の補助療法として用いられる。

化学放射線療法が有用とされているがん腫

肺がん、食道がん、非ホジキンリンパ腫、子宮頸がん、頭頸部がん、肛門管がんなど

5 局所投与

局所への直接投与や局所への血流を介した投与により、局所の腫瘍に対する治療をいう。

有用性が示されているがん腫

肝細胞がん、膀胱がんなど

がん薬物療法に用いられる薬剤

がん薬物療法に用いられる薬剤はたとえば下記のような分類がある。

1 殺細胞性薬剤（cytotoxic drug）

いわゆる抗がん薬であるが、正式名称は「抗悪性腫瘍薬」である。分子標的薬と区別する意味で殺細胞性薬剤とも呼ばれており、以下の6つに分類できる。

① アルキル化剤
② 白金製剤
③ 代謝拮抗剤
④ 微小管阻害剤
⑤ トポイソメラーゼ阻害剤
⑥ 抗がん性抗生物質

2 分子標的薬

特性として、①治療の標的の存在，②薬剤自体の抗腫瘍効果，③標的の修飾により抗腫瘍効果が説明可能なことが必要な薬剤である。低分子化合物と大分子化合物に分類できる。

低分子化合物

細胞内のシグナル伝達分子を標的として抗腫瘍効果示す。

大分子化合物

分子量の大きい抗体、ペプチド、アンチセンスなどが含まれ、モノクローナル抗体が臨床応用されている。

〈分子標的薬の標的ごとの6分類〉
① 増殖シグナル伝達阻害薬
② 血管新生阻害薬
③ 免疫チェックポイント阻害薬
④ HDAC阻害薬*とDNAメチル化阻害薬
⑤ プロテアソーム阻害薬
⑥ PARP阻害薬*

> *HDAC阻害薬：白血病、リンパ腫などのがん化を促進する酵素（ヒストン脱アセチル化酵素：HDAC）を阻害し、がん細胞の分化や自滅（アポトーシス）を誘導することで抗腫瘍効果をあらわす薬のこと

> *PARP（パープ阻害薬）遺伝性乳がんや卵巣がんは特定の遺伝子の機能不全によりがん細胞が発生すると考えられている。これらのがん細胞に特異的に細胞死を誘導することを目的にしている分子標的薬のこと。

3 ホルモン療法

前立腺がん、乳がんなどのホルモン依存性腫瘍において使用されている。高い効果が得られるうえに、重篤な副作用が少ないのが特徴である。

4 非特異的免疫療法剤

非特異的免疫反応を抗腫瘍作用として応用した薬剤で、腎がんに対するインターフェロン、表在性膀胱がんに対するBCGなどがある。

5 DDS（drug delivery system）製剤

腫瘍細胞における血管新生増殖とそれに見合うリンパ回収系の未増生、腫瘍局所の血管透過性亢進など、正常血管では血管外に漏出しにくい高分子物質も、腫瘍血管では漏出しやすいというpassive targetingという概念に基づいて創薬された薬剤である。パクリタキセルにアルブミンを重合させたアブラキサン®、ドキソルビシンをリポソーム化したドキシル®などがある。

抗がん薬を安全に取り扱うために

抗がん薬を安全に取り扱うためには抗がん薬の特徴を理解する必要がある。

1 抗がん薬の治療域について

一般的な薬剤は効果を発揮する量から副作用が発現する量までの治療域が抗がん薬に比べて比較的広いが（図1）、抗がん薬では、効果を発揮する量から副作用発現までの治療域が接近していて治療域が狭い（図2）。したがって安全に治療できる治療域が狭いことを十分に注意して使用する必要がある。

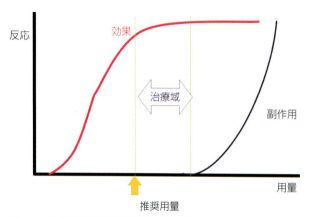

図1 一般薬は安全な治療域が比較的広い

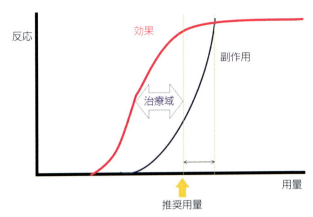

図2　抗がん剤では全く安全な治療域は存在しない

2 抗がん薬の投与方法

抗がん薬の投与方法をレジメンと表現するが、使用する抗がん薬・輸液・併用薬の組み合わせや投与量、投与スケジュールなどの投与に関する時系列投与計画のことをいう（**図3**）。

〈レジメン例〉非小細胞肺がん
シスプラチン（CDDP）＋イリノテカン（CPT-11）
4週間毎4クール
　CDDP　80mg/m^2　点滴静注　day 1
　CPT-11　60mg/m^2　点滴静注　day 1、8、15

薬品名	Day 1	Day 8	Day15	Day28	Day 1
CDDP	○				○
CPT-11	○	○	○		○

図3　化学療法の投与方法：レジメンとは

では、レジメンはどのように決められているのか（多専門職の協働）。当院では抗がん薬の使用について、登録されている「レジメン」（登録レジメン400以上）のみ使用可能である。レジメン審査のために、がん薬物療法に精通した医師、薬剤師、看護師によってワーキンググループを結成して連携してレジメン内容について審議し決定する（レジメンの登録）。

3 抗がん薬の投与量の決め方

抗がん薬の投与量は以下の方法で決めている。

・ほとんどの注射剤の投与量は、体表面積「○○mg/m^2」に換算して決められている。体表面積は身長と体重から算出されている。
・一部の注射剤の投与量は、体重換算「○○mg/kg」で決められている。
・一部の内服薬の投与量は、換算せず「○○mg/body」と添付文書通りになる。
・カルボプラチンは、腎機能と関連しているため、Calvert式により決定する（実際の計算、Calvert式の詳細などについては成書を参照されたい）。

身長・体重は、レジメンのオーダー画面に反映され、それをもとに投与量が決定する。測定はこのことを理解して実施し、記録の間違いがないように注意が必要である。薬剤師は、別途レジメンのオーダー内容に間違いがないか監査している。このとき、支持療法などもチェックし、内服薬や点眼薬などに処方漏れがないかチェックしている。また、患者に対しては、抗がん薬投与前までに投与スケジュール・支持療法薬を含めた薬剤説明をしている。

❹ 抗がん薬によるアレルギー／過敏症／アナフィラキシー

過敏症・アレルギー反応

異物に対する生体防御システムが、過剰にあるいは不適切にはたらくことにより生じるさまざまな症状の総称である。

アナフィラキシー

過敏症のうち、即時性の激しい全身反応をいう。**表1**のように薬剤ごとに違いがある。初回の投与時に起こりやすいと考えがちであるが、初回で起こるものもあれば投与回数に準じて蓄積されて起こるものなどがあるので注意が必要である。

例えば、シスプラチンとカルボプラチンはどちらもプラチナ製剤で、よく用いられる抗がん薬である。**図4**は胃がんの病状がかなり進行期の事例であるが、シスプラチンの初回投与でアレルギー反応が発生した事例である。上肢の血管からその周囲に拡大するように発赤が生じ、手掌も全体に紅斑が広がっている。点滴を中止し注意して観察していたところ、腿部・体幹も同様に発赤が拡大し、また、呼吸苦を伴うような全身性の反応に進展したため、緊急入院のうえアレルギー反応に対する処置を行った。シスプラチンでは、発赤、掻痒、発熱、気道のスパズムなどが報告されている。

図5はカルボプラチンを複数回投与時に発生した事例である。手掌から前腕に発赤が生じている。同様に、**図6**はカルボプラチン十数回投与後になって初めて発生した紅斑である。程度が軽いためその次の回も投与したが、より早いタイミングで同様の紅斑が出現したため中止となった。カルボプラチンの過敏反応は、発赤、紅斑（とくに手掌や足底）、血管浮腫、消化器症状、呼吸苦などがしばしば生じる。

カルボプラチンによる過敏性反応は、投与サイクルが1〜5回目までは1％程度、6回目で6.5％、7回目以上で27％と、サイクルを重ねるごとに頻度が上昇する傾向があり、10サイクルを超えると67％という報告がある。したがって治療開始当初は異常が発生しなくても、後になって重篤な反応が出ることがあるので、十分に注意して観察しなくてはならない。シスプラチンも同様の傾向はあるが、カルボプラチンに比べるとその発生頻度は、5〜14％とやや低いようである。

	薬剤名	頻度	注意すべき出現時間	前投薬	症状
タキサン系	パクリタキセル （タキソール®）	前投薬なし： 20〜60% 全投薬あり： 2〜4% 重要なもの 1%	初回 投与1時間以内 特に開始10分以内	あり	蕁麻疹、顔面紅潮、皮膚紅潮、血管浮腫、胸痛、頻脈、気管支攣縮、血圧低下　など
	ドセタキセル （タキソテール®） （ワンタキソテール®）	前投薬なし： 20% 前投薬あり： 2%	初回 2回目 投与数分	なし （ステロイド）	蕁麻疹、顔面紅潮、皮膚紅斑、血管浮腫、胸痛、頻脈、気管支攣縮、血圧低下　など
白金製剤	シスプラチン	5〜14%	初回 6〜8サイクル後	なし	ほてり、灼熱感、しびれ、紅斑、蕁麻疹、眼瞼浮腫、咳嗽、気管支攣縮、呼吸困難、血圧低下　など
	カルボプラチン	0.1〜0.5%	6〜8サイクル後	なし	シスプラチンとほぼ同様
	ネダプラチン （アクプラ®）	0.1〜0.5%	複数回投与	なし	シスプラチンとほぼ同様
	オキサリプラチン （エルプラット®）	12〜25% （重症9%）	投与数分から2時間 6〜8サイクル後	なし	顔面紅潮、掻痒感、精神症状、振戦、気管支攣縮、咳嗽、くしゃみ、ショック　など
代謝拮抗薬	メソトレキサート （メソトレキセート®）	20%	大量投与数分後	なし	呼吸困難、血圧低下、アナフィラキシー　など
	シタラビン （キロサイド®）	30%	投与数時間 シタラビン症候群は投与後6〜12時間	あり	発熱、倦怠感、関節痛、骨痛、発疹、結膜充血など
植物アルカロイド	エトポシド （エトポシド®）	1〜3%	投与数分後	なし	呼吸困難、蕁麻疹、血圧低下、血管浮腫、紅斑、顔面紅潮　など

	薬剤名	薬剤名	注意すべき出現時間	前投薬	症状
アルキル化薬	シクロフォスファミド （エンドキサン®）	ほとんどなし		ステロイドが有効	気管支痙攣、発疹、腹痛、呼吸困難　など
	プロカルバジン （ナツラン®）	5〜10%ホジキンリンパ腫 30〜50%脳腫瘍	投与後すぐ	なし	紅斑、蕁麻疹、血管浮腫、発熱　など
抗がん性抗生物質	ブレオマイシン （ブレオ®）	50〜60%（微熱） 1%が悪性高熱を呈す	投与4〜10時間後	あり	発熱（60%）、アナフィラキシー（1〜8%）、過敏性肺炎　など
	ドキソルビシン （アドリアシン®）	3%		なし	軽度の掻痒感、発熱、蕁麻疹　など
	マイトマイシンC （マイトマイシン®）			なし	軽度の血管浮腫、紅斑、蕁麻疹　など
その他	L-アスパラギナーゼ （ロイナーゼ®）	60% （10%は重篤）	筋注30分 静注数分後 アナフィラキシーに対する準備が必要	なし	蕁麻疹、呼吸困難、血圧低下、顔面浮腫、喉頭痙攣、腹痛、意識障害　など
	インターフェロン	筋注0.07% 筋注・皮下注 0.04%		あり	発熱（αとγでは必須）、蕁麻疹、ショック　など

表1　過敏症／アレルギーを引き起こしやすい抗がん薬

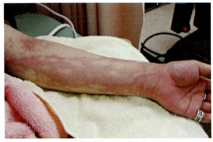

図4　プラチナ製剤のアレルギー症状

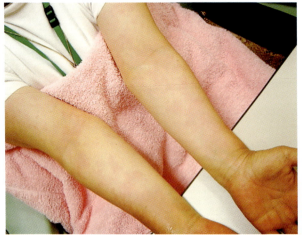

図5　カルボプラチンを複数回投与時に発生した事例

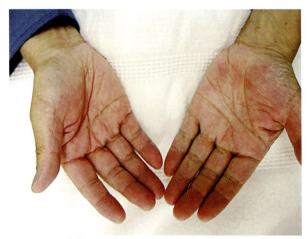

図6　カルボプラチン十数回投与後に発生した紅斑

5 抗がん薬によるインフュージョンリアクション

- 分子標的薬（モノクローナル抗体）投与時起こる症状である。
- 投与中または、投与開始から24時間以内に多く、初回投与開始後2時間以内にほとんどの症状が出現する。
- 症状は、発熱、悪寒、悪心、頭痛、疼痛、掻痒感、発疹、咳、虚脱感、血管浮腫、気管支痙攣、重度の血圧低下、急性呼吸促拍症候群

	薬剤名	頻度	注意すべき出現時間	前投薬	症状
分子標的薬	トラスツズマブ（ハーセプチン®）	前回の40%重篤症状0.3%	投与24時間以内、特に2時間以内	なし	発熱、悪寒、頭痛、悪心、嘔吐、咳嗽、発疹、浮腫など
	リツキシマブ（リツキサン®）	初回投与の60%2回目以降は20%	投与30分から120分速度変更後	あり	発熱、悪寒、頭痛、発疹、掻痒感、血圧低下、気管支攣縮、心肺障害　など
	イブリツモマブ（ゼヴァリン®）	2%	投与30分から120分	あり	血管浮腫、気管支攣縮、血圧低下、低酸素　など
	ゲムツズマブオゾガマイシン（マイロターグ®）	初回投与の30%2回目以降は10%	投与24時間以内特に初回	あり	発熱、悪寒、頭痛、発疹、掻痒感、血圧低下、気管支攣縮、心肺障害、アナフィラキシー　など
	ベバシズマブ（アバスチン®）	3%未満	初回2回目投与中	なし	高血圧、低酸素、胸痛、頭痛、発汗　など
	セツキシマブ（アービタックス®）	軽症15%重症3%	初回	あり	発熱、悪寒、咳嗽、毛嚢炎様発疹、血圧低下、呼吸困難、心肺障害　など
	バニツムマブ（ベクティビックス®）	軽症4%重症1%		なし	発熱、悪寒、頭痛、悪心、咳嗽、発疹　など
	テムシロリムス（トーリセル®）	5%重度は頻度不明		あり	湿疹、発疹、ざ瘡、発熱など

表2　分子標的薬によるインフュージョンリアクション

などであり、軽度から重度の症状がみられる（**表2**）。
・予防は薬剤ごとに決められている前投薬の確実な投与が重要となる。医薬品添付文書に記載されている（当院ではレジメンにも登録するようにしている）。例えば、パクリタキセルの30分前には、ステロイド剤とヒスタミンH_1およびH_2受容体拮抗剤を投与する（当院のレジメンでは、デキサート（デキサメタゾン）8mg、クロールトリメトン10mg、ガスター50mgが登録されている）。また、リツキシマブ投与の30分前に解熱鎮痛剤と抗アレルギー剤の内服を行う（当院のレジメンでは、ブルフェン1錠、タリオン2錠が登録されている）。

4 過敏症／アレルギー症状出現時の対応
・原因と疑われる薬剤投与をただちに中止する。
・発見者は患者のそばを離れずに応援を要請します。同時に医師に連絡する。
・出現している症状を把握する。
①バイタルサインを測定する。
②ショック時はECGモニタリング、救急蘇生を行う。
③薬剤名、投与量を確認し、留置針やチューブ内に残っている薬液の吸引除去し、輸液セットの交換を行う。
④対症療法を行う（昇圧剤、気管支拡張薬、ステロイド、抗ヒスタミン薬などの投与、補液など）。
⑤症状消失後、投与再開や継続投与の指示を受ける。

抗がん薬投与における末梢静脈血管穿刺の基礎知識 ● 43

抗がん薬の知識を得るには医薬品添付文書を熟読

　医薬品情報を理解しておくことは、抗がん薬を安全・安楽に投与するためには必須と理解しなくてはならない。今回、タキソール®（パクリタキセル）の添付文書を使って説明する。図7の赤の鍵マークは警告のあることを示しており、抗がん薬のほとんどに書かれている。

　まず、タイトル左上と右横に改定などの年月日がある。文書中ではここに必ず目を通すようにする。そして、改定が時々なされるので、適宜チェックをしていく必要がある。

　以下、添付文書中の記載より

〈警告〉

・警告は赤字で表示されている。最初に「警告」を見る。ここには、緊急時に十分対応できる医療施設において…とある。この一文はほとんどの抗がん薬の添付文書にある。つまり、緊急時に対応できるよう、平素から救急カートの準備など、万全の対応を考えた環境を整えることが大切である。

・「治療開始に先立ち、患者又はその家族に有効性及び危険性を十分説明し、同意を得てから投与すること」とあり、必ずインフォームド・コンセントされていることが必要不可欠である。

・「本剤の骨髄抑制に起因したと考えられる死亡例（敗血症，脳出血）あるいは高度の過敏反応に起因したと考えられる死亡例が認められている」重要な事態になる可能性があることを理解しておくことが必要である。

・「本剤による重篤な過敏症状の発現を防止するため，本剤投与前に必ず前投薬を行うこと。～また，前投薬を実施した患者においても死亡例が報告されているので～」前投薬が必須であることを義務づけている。このことはぜひ理解しておく重要事項である。

　「なお，本剤使用にあたっては，添付文書を熟読のこと」とある。

〈禁忌（次の患者には投与しないこと）〉

　禁忌は赤枠で表示されている。

・「重篤な骨髄抑制のある患者［骨髄抑制は用量規制因子であり，感

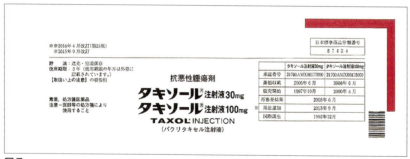

図7

染症を伴い，重篤化する可能性がある。」となっており、投与前には血液検査で確認が必要である。

・ポリオキシエチレンヒマシ油を含有しており、同成分を含有する製剤（例えばシクロスポリン注射液等）に対し過敏症の既往歴のある患者には禁忌となる。

これらのことは、添付文書を読まないと認識できない点である。

〈使用上の注意〉

・アルコールに過敏な患者への注意が記されている。これは本剤が溶剤として無水エタノールを含有するため，アルコールの中枢神経系への影響が強く現れるおそれがあるからである。

・その他には、骨髄抑制や臓器障害に関することが示されている。

〈効能または効果〉

・適応疾患などを確認しておくことが大切である。

〈用法および用量〉

・疾患（がんの種類）によって、A〜E用法があり、確認しておくことが必要である。

・用法によって、注意することにも違いがあることを知っておく必要がある。例えばA法では、パクリタキセルを210mg/m^{2}を3時間で投与し、少なくとも3週間休薬する。これが1クールとなる。B法では、パクリタキセル100mg/m^{2}を1時間で投与し、6週間連続で投与し、少なくとも2週間休薬する。これがB法の1クールである。このことは、副作用の出現にも影響することを知っておく必要がある。

・適応疾患ごとに用法および用量があり、A法、B法など投与量と投与時間と投与間隔が違っている。医師がどの投与方法を選択しているのかを把握しておく必要がある。

〈用法・用量に関する使用上の注意〉

投与時には以下の点について記載されており、ほとんどが看護師による実施となるため知っておくことが必須である。

・本剤の希釈液は、過飽和状態にあるためパクリタキセルが結晶として析出する可能性があるので、本剤投与時には0.22ミクロン以下のメンブランフィルターを用いたインラインフィルターを通して投与する必要がある。

・点滴セットなどは、PVC*フリーの点滴セットを使用するように示されている。

・輸液ポンプの使用および自然的滴下による投与のそれぞれに注意を示している。それに伴う注意として、輸液ポンプ使用では、血管外漏出の危険性を理解しておくこと、自然滴下では、1mL/20滴のセットの場合は滴下を1.7倍する必要があることを理解しておく必要がある。

*通常の輸液のインラインフィルターの孔径は0.22μmである。気泡や異物、沈殿物などの除去、静脈炎の予防に有効とされるが、通常の輸液でのフィルターの使用についてはその可否について議論がある。

*PVCとは、ポリ塩化ビニルのことで、医療用には一般に柔軟性を向上させるためにDEHPという物質が添加されている。薬液によってときにこのDEHPに吸着したり、逆にDEHPが溶出してしまうことがあるため、PVCフリーを選択する。

> 　一般に輸液セットの場合、成人では20滴＝1mLで合わせるが、パクリタキセルは溶解した場合に表面張力の低下によって1滴の大きさが小さくなる。したがって輸液セットを用いて自然落下で投与する場合、輸液セットに表示されている滴数で投与速度を設定すると、規定の量が時間内に滴下できない。タキソールを5％ブドウ糖で溶解する場合は、30滴～35滴（1.5～1.7倍）が1mLになる。

・通常、末梢血管投与では、自然滴下が基本となるが、当院ではパクリタキセルは輸液ポンプを使用して投与することを推奨している。自然滴下では、投与時間が守れないことが多いからである。輸液ポンプの使用がただちに血管外漏出のリスクが増えるわけではないが、漏出した場合の量は増える傾向がある。

〈前投薬〉

・「～本剤投与前に必ず前投薬を行うこと」を理解しておく必要がある。A～E法によって前投薬投与のタイミングの違いなどが詳細に示されている。また、デキサメタゾンよる副作用を考え、使用量の調整を示している。

・前投薬には、静脈投与や経口投与がある。投与方法を理解し、確実な投与が必要である。

〈重要な基本的注意：使用上の注意の項2.〉

・「重篤な過敏症～投与開始後1時間は頻回にバイタルサインのモニタリングを行う～」つまり、この1時間に起こりやすいと考える。過敏症反応は通常最初の20分が起こりやすいので、20分間は付添うことが必要と考えている。特に初回投与時は重要である。

・「低血圧・高血圧・頻脈が～投与開始後1時間は頻回にバイタルサインのモニタリングを行う～」つまり、この1時間に刺激伝導障害が起こりやすいと考える。発症に対する対処方法も示されています。投与開始以前の心電図検査結果を確認しておくことも大切である。

・関節痛・筋肉痛・発熱・末梢神経障害などについても、発現タイミングが示されている。このことは、投与後にどのようなことに注意をして観察することが必要なのかを示している。添付文書に示されていることは、看護師がケアを実施していくうえで、必要なことである。

・前投薬のジフェンヒドラミン塩酸塩とアルコールの相互作用による中枢神経抑制作用の増強の可能性があることが示されている。このことは、本剤を外来通院治療により受けている場合に自動車運転などの危険性を知っておき、患者指導につなげる必要がある。

〈相互作用〉

　ここには、併用禁忌（併用しないこと）と併用注意（併用に注意すること）が示されているので理解しておく必要がある。

併用に注意すること：

　放射線照射と併用することによる注意を理解しておく必要がある。

シスプラチンとの併用療法の場合

　パクリタキセルの投与後にシスプラチンを投与するように示されている。逆に投与をすると、パクリタキセルの血中濃度が上昇し、これに伴い副作用が強く現れる可能性があることを理解しておく必要がある。

ドキソルビシンとの併用療法の場合

　ドキソルビシン後にパクリタキセルを投与するように示されている。逆に投与するとドキソルビシンの血中濃度が上昇し、これに伴い副作用が強く現れる可能性がある。

・内服薬との併用にも注意が必要である。薬剤が代謝されるときに同じ酵素が使用される場合、パクリタキセルの血中濃度が上昇し、副作用が強く現れる可能性がある。

〈重大な副作用〉

　ここには、多数の副作用が示されている。

〈適用上の注意〉

・投与経路

　「必ず点滴静脈内投与とし、皮下，筋肉には投与しないこと」と示されていているので理解しておく必要がある。

・投与時の注意

　静脈内投与に際し、血管外漏出を起こした場合は壊死を起こす可能性があることを理解しておく必要がある。また、「Recall現象」があることを知っておく必要がある。患者の履歴を理解し、観察することが大切となる。

・投与時の注意では、看護師は一人で投与し、観察も必要である。患者状態を把握しておくことは必須である。

・血中濃度の時間的変化・分布部位・代謝に関して・排泄経路を知っておくことは、副作用観察にも関連するため大切である。

〈薬効薬理〉

　抗腫瘍作用・作用機序を知ることで、腫瘍に対しての効果や細胞周期のどの時期がターゲットになっているかがわかり、併用薬のこのことを確認することで、併用療法の意図が理解できる。また、作用機序により副作用を理解することができる。

〈取扱い上の注意〉

　曝露予防の必要性が理解でき、曝露時の対処が示されている。看護師は、常に知識を持ち注意する必要がある。当院では、抗がん薬取り扱いマニュアルに従うようにする。

当院では、上記については、「安全管理マニュアル」内に「抗がん薬取り扱いマニュアル」があり、レジメンは添付文書を確認し、レジメン委員会で承認を受けて作成されている。また、投与に関する注意事項がマニュアルには記載されている。電子カルテの「レジメン」を参照すると、属性のところにもこれらの注意事項は示されており、注射ワークシートコメントにも表示される。

抗がん薬投与における血管アセスメント（組織障害の観点から）

　抗がん薬には、期待される効果とあわせて、輸液に関連して血管外に漏出した場合の組織障害が問題になる。抗がん薬は、この組織障害性の特徴から3つの部類に分類される。

- **起壊死性抗がん薬（vesicant drug）**
  少量の漏出でも紅斑、発赤、腫脹、水泡性皮膚壊死を起こしたり、難治性の潰瘍形成の可能性がある抗がん剤

- **炎症性抗がん薬（irritant drug）**
  局所の発赤、腫脹などの炎症性変化を起こすが、一般に潰瘍形成までに至ることはほとんどない抗がん剤

- **非炎症性抗がん薬（nonvesicant drug）**
  血管外漏出が起こっても炎症や壊死を起こしにくい抗がん剤

図8　使用する抗がん薬の組織障害性の程度

組織障害別にみた抗がん薬の種類（商品明記）

起壊死性抗がん薬	炎症性抗がん薬	非炎症性抗がん薬
○アドリアシン	○5-FU	○キロサイド
○アブラキサン	○アクプラ	○ニドラン
○イダマイシン	○アクラシノン	○メソトレキセート
○エクザール	○イホマイド	○ロイナーゼ
○エピルビシン	○エトポシド	
○オンコビン	○エルプラット	＊分子標的薬は非炎症性
○カルセド	○エンドキサン	抗悪性腫瘍薬として対応
○タキソール	○カルボプラチン	する
（パクリタキセル）	○カンプト	
○ダウノマイシン	○ゲムシタビン	
○テラルビシン	○サイメリン	
○ドキシル	○サンラビン	
○ドセタキセル	○ゲムシタビン	
（タキソテール）	（ジェムザール）	
○ロゼウス	○シスプラチン	
（ビノレルビン）	○ダカルバジン	
○ノバントロン	○トポテシン	
○フィルデシン	○ハイカムチン	
○マイトマイシン	○ブレオ	

表3　使用する抗がん薬の組織傷害性の程度

抗がん薬の血管外漏出とは

　血管外漏出とは、抗がん薬が皮下組織に漏れることをいう。抗がん薬には、大なり小なり何らかの組織障害性があるが、皮膚に水泡を形成し、場合によって皮膚の壊死、潰瘍を生じる重篤な障害を起こすものがあり、それらを起壊死性抗がん薬（vesicant drug；ビシカント）と呼ぶ。治療には有益であるが、漏れた場合の障害が非常に大きい薬剤である。欧米では、これらの起壊死性抗がん薬（ビシカント）の漏出を"エキストラバセーション；extarvasation"と呼び、それ以外の抗がん薬の漏出を"インフィルトレーション：infiltration"として区別しているが、わが国では、両者を区別する明確な用語がまだない。

　しかし、この組織障害の程度による分類は絶対的なものではなく、**表3**のなかにあるどちらかというと炎症を起こしにくいnon-vesicantであっても、小児や新生児には、成人と違って強い反応を引き起こすことがあるので、血管外に薬液が漏れること自体は、薬剤の性質によらず防止すべきことである（INS）。また、組織障害の程度の分類にかかわらず、薬液が皮下組織に大量に漏れた場合には、皮下組織は閉鎖腔なので、コンパートメント症候群を惹起することがある（皮下組織にはある程度、貯留すると逃げ場がないため、皮下組織の圧力が上昇して、血管や神経に障害を生じること）。

　さて、ビシカントが血管外に漏れると、通常の輸液時にはみられない特有の重篤な障害を惹起することを十分に理解する。

　腫脹や発赤は、どの薬剤でも生じる非特異的なものであるが、もしビシカント類の投与中に生じた場合は深刻な状態と認識すべきで、その後に、水泡形成や最終的に皮膚壊死につながる前駆症状と考える。一般に漏出は留置針の先端から生じるので、深い血管に留置されている場合は、外見からは発赤が顕著でないことがある（**図9**）。

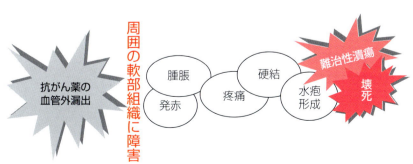

図9　抗がん薬の血管外漏出とは？

血管外漏出のリスク

血管の障害や血管外漏出の要因としては、血管の脆弱性、穿刺部位の問題、薬液の投与量、上記の抗がん薬の性質などがある。

1 血管の脆弱性

特に高齢者の血管は血管の弾力性の低下、支持組織の菲薄化があり脆弱である。すでに抗がん薬治療を繰り返し受けている場合なども、血管がダメージを受けて脆弱になっている場合がある。

2 穿刺部位の問題

頻回に穿刺を受けている部位、抗がん薬の反復投与を受けている血管、補液などすでに使用中の血管などは、穿刺部位として必ずしも適切ではない。

3 薬液の投与量・速度

末梢血管の場合は、投与量が多いあるいは投与速度が速いことは、物理的に負荷がかかるのみならず、血流が乏しいため血液による希釈が十分できないので、より薬剤の刺激性が現れやすくなる。

4 抗がん薬の種類

組織傷害性分類の起壊死性抗がん薬の場合は、より強い血管刺激性があり、漏出した場合は重篤な皮膚障害につながる。

また、加齢や認知機能に問題があって初期の軽微は症状を適切に訴えることができない患者の場合は、自覚症状による早期発見が遅れる。漏出の最初の自覚症状は突然の疼痛なので、患者側の理解度、認知レベルについても開始前の輸液、治療計画のなかに必ず盛り込む必要がある。

適切な血管の選択とVADの選択

抗がん薬投与に適した穿刺部位と安全な血管を選択することが大切である。手背の血管は視認性はよくても、手関節の進展や屈曲によって動きが大きく蛇行するため、留置針の先端で血管障害が起こりやすく危険である。同様の理由で関節の近傍など動きが大きい部位も、たとえ血管は太くても留置後に血管壁のです損傷、漏出のリスクが大きい部位である。前腕部で、できるだけ蛇行のない弾力がある血管を選ぶ。また、留置針の固定は後述するが非常に重要な課題になるので、固定しやすい部位を考えて穿刺血管を選択する。

1回の穿刺手技で血管確保をするように努める。そのためには、駆血の強さ、駆血時間、穿刺の技術が重要となる。駆血は強すぎると脆弱な静脈の場合は穿刺の時に破断しやすくなる（blow-out）。いったん破断すると内出血が広がり、再穿刺が困難になる。また、駆血時間

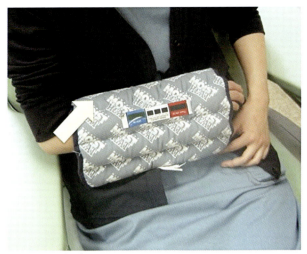
図10　ホットパック

　が長すぎると動脈の血流を妨げとなり、逆に静脈が怒張しなくなる。穿刺はできるだけ後壁を貫かないようにする。駆血された状態で後壁を貫くと、内出血するとともに薬液を滴下開始した際に薬液漏出の一因になる。
　血管の視認性が十分でないが、穿刺可能な血管が数本以上ありそうな患者の場合は、血管を拡張させるためにホットパックを使用したり（図10）、カイロを握ってもらうなどして温めて、再度評価することもある。
　以上のような工夫を行っても使用可能な血管がほとんど確認できない場合は、決して留置針で盲目的に深部の血管を探るのではなく、血管エコーを用いてエコーガイド下で穿刺する方法がある。しかし、これには適切な血管エコーの技能が要求されるので、一般的に病棟や外来で看護師が常時できるわけではない。
　もともと末梢からの投与は必然的に漏出の危険があるため、末梢での留置が困難な場合には、血管アクセスデバイス（VAD）を変更することも重要である。短期的には「中心静脈カテーテル」も選択肢となるが、挿入時の合併症があり実施の前に十分な検討が必要である。中〜長期に薬液の治療を継続あるいは繰り返し実施する予定があれば、「埋め込み型中心静脈カテーテル（CV-Port）」や「PICC」なども選択される。特にPICCは、技術さえあれば安全かつ確実に実施でき、長期使用も可能でかつ患者のADLも保持される。PICCカテーテルは、先端が中心静脈にあるので理論上、血管外漏出が起こらない。末梢の血管が確保できる、できないにかかわらず、化学療法の際のVADの第一選択として、今後その意義が大きくなると思われる。

漏出を予防するための管理

　留置針が確実に血管に入っていることを確認するには、スムーズな逆血が得られること、また、生理食塩液または前投薬がプライミングされた点滴セットでの滴下状況が良好なことなどがある。
　滴下状況は、そのレジメンの最大投与速度が保たるかどうかを確認する（実際のレジメン投与中に確認してはいけない）。生理食塩液を滴下しながら穿刺している腕を動かしてもらい、それでも滴下が十分に保たれるかを確認することもある。

抗がん薬投与を安全に継続実施するための固定について

　テープ固定は留置針の動揺を抑止し、静脈炎や、薬液の血管外漏出を防止するうえできわめて重要である。固定用のデバイスを用いる場合もあるが、テープ固定の場合は血管や皮膚に負荷をかけない自然な角度で固定する。
　図11の固定では、テープでルートを密着させて固定したために、刺入部が浮き上がって、皮膚、血管がひきつれている。この状態は後に刺入部の血管に物理的が負荷となり、静脈炎や薬液漏出の原因になる。無理にテープで密着固定しようとすると本事例のようになる。
　図12の例では、テープを適切に用いて、ルート部をわずかに浮かすようにすることで自然な刺入角度を維持した固定を可能にしている。刺入部まで外筒を押し込んで固定すると、急峻な角度になり、血管や皮膚の引きつれや薬液投与の際の抵抗になるので、図13に示すように、1～2mm程度引くことで、スムーズな固定角度にする。

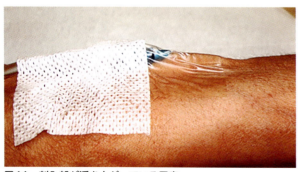

図11　刺入部が浮き上がっている固定

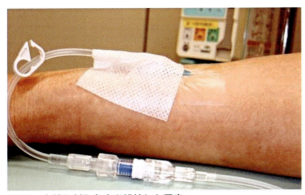

図12　自然な刺入角度を維持した固定

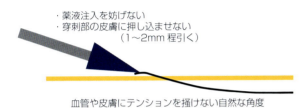

図13

抗がん薬投与中の血管ならびに局所の観察

　抗がん薬投与中には、留置針の穿刺部位周囲の違和感、圧迫感、しびれ、灼熱感、疼痛などの自覚症状がないかを確認する。また、留置針挿入部位周辺の皮膚の腫脹の有無、血液がルート内に逆流していないか、あるいは刺入部からの薬液の染み出しがないかなどに注意する。

　また、滴下速度が低下していないかの確認も重要である。刺入部から滲出がある場合は、留置針の破損、留置針の先端部での血管壁損傷による薬液の漏出、血管内での何らかの閉塞機転による内圧上昇による漏出などが考えられる。いずれも異常であるので原因を確かめ、回復措置をとる。図14に示すように、留置針は黄色破線で、その先端は赤矢印の部分になるので、何らかの漏出が生じた場合は先端付近に変化が起きる。

　しかし、図15のようにアルコール過敏の場合は、アルコールによるふき取り時に皮膚にしばしば発赤などの過敏反応が起こってしまい、抗がん薬の漏出による初期の変化との鑑別が困難な場合もある。この場合、アルコール過敏症だけでは疼痛はまれであるが、抗がん薬の漏出の場合は強い疼痛を伴うのが特徴である。

　また、血管痛や発赤などが薬剤による一般的な血管刺激症状や静脈炎によるものか、あるいは薬剤が漏出して生じたものかの区別は難しい場合もある。前者は緩和方法があるので対応できるが、後者の場合

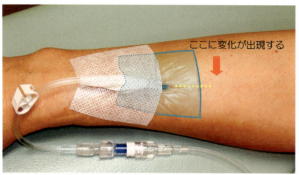

図14　局所の観察①

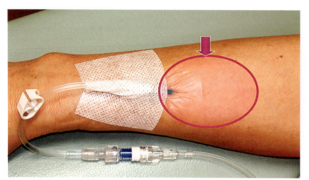

図15　局所の観察②

- 針の抜針前に生理食塩液でフラッシュ
  抗がん剤投与終了時は、針やルート内に残った
  抗がん剤による血管外漏出を予防するため

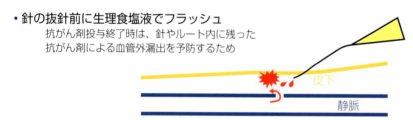

- 抜針時の圧迫止血
  抜針時にも血管外漏出のリスクがある
  ↓
  抜針後はピンポイントで5分間の圧迫止血

図16　抗がん剤投与終了後の血管外漏出予防

は、血管外漏出時の対応をすみやかに実施しなくてはならない。留置針の先端のより近位部の血管を軽く圧迫すると滴下が止まるのが通常であるが、血管を圧迫しても滴下が停止しない場合は、すでに留置針の先端から周囲に漏出している可能性が高い。

抗がん薬投与終了時は血管外漏出予防を起こさない抜針

　抗がん薬投与終了時には、必ず生理食塩水液でのフラッシングが必要である。留置針内に残った抗がん薬が抜針時に皮下や皮膚面に漏れる可能性があるためである（図16）。

点滴セット内や留置針内の抗がん薬をすべて投与してから抜針する（wash-out）。抜針後も圧迫止血を確実に行うことが大切である。

血管外漏出が発生したときの対処

各施設には安全管理マニュアルなどのなかにある、血管外漏出時の処置についての記述を、必ず化学療法に従事するチーム、あるいは病棟内で確認する。特に抗がん薬の漏出は重篤な結果をまねくので、皮膚科専門医などにすみやかにコンサルトするなど、緊急対応に準じる必要がある。ただちに輸液を停止し、できるかぎりルート内に吸引する。ただし、留置針が血管内にある場合は、強い吸引をかけたままで抜去すると対側の血管壁が吸引されて損傷してしまい、さらに状況を悪化させるので注意が必要である。決して、ルートをフラッシュしてはいけない。また、漏出部位は腫脹していることがあるが、圧迫するとさらに深部に浸透するので圧迫してはいけない。

同時に、その際の発生状況や皮膚の状態を診療録に記載し、できれば比較のために皮膚の写真を撮影しておくとよい。この時点で院内インシデントレポートを報告し、継続看護のために計画立案する。**図17**と**表4**は当院での対応例である。

ステロイドの局注は、当院のガイドラインには記載があるが、実は抗がん薬の血管外漏出に関するステロイド投与の明瞭なエビデンスはない。報告によってさまざまで、まだ一定の見解に達していないのが実際である。これに関しては現時点では各施設の方針に従っていただきたい。

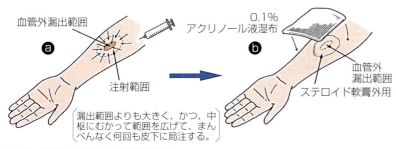

図17 局所皮下注射と局所外用処置

表4 抗がん薬漏出後の対策

①局所皮下注射	a）ソルコーテフ® 　またはリンデロン® b）生理食塩液 c）1〜2%塩酸プロカイン 　または塩酸リドカイン	100〜200mg 4〜8mg 適当量 適当量	総量5〜10mL くらいに調整
②局所外用処置	d）ステロイド軟膏外用 　（デルモベート®軟膏など） e）0.1%アクリノール液による湿布		1日2回施行

抗がん薬治療は、決して入院患者のみならず外来通院患者や在宅でも多数実施されている。在宅での対処についても、起こり得る異常について十分に説明をして、患者指導ならびに必要に応じて家族への指導を行う（治療の目的、また薬剤投与によってどのようなことが起こり得るのか、病院に連絡しないといけない場合はどのようなときで、またその連絡窓口はどこかなどを説明し、書面などで渡しておく必要がある）。

①即投与を中止→点滴ルートを抜去せず薬剤名・量を確認→ルートから漏出部の組織液をできる限り吸引除去しながら、ルートを抜く
　漏出が大量であれば、早急に皮膚科にコンサルトをする。

②漏出部位は圧迫せず、冷却する。（ビノレルビン（ロゼウス®）のみ、患部を保温する！）

③アントラサイクリン系抗がん薬の場合

④サビーンを点滴静注する。1日目、2日目は1000mg/m²、3日目は500mg/m²を1～2時間かけて投与する。（クレアチニンクリアランス40mL/min未満では半量）

⑤起壊死性抗がん薬および大量漏出時の炎症抗がん薬の場合

⑥ソルコーテフ®100～200mg、またはリンデロン®4～8mgを、生食や局所麻酔薬で全量5～10mLにして、漏出範囲より広くまんべんなく皮下局注する。

⑦特に、ステロイド局注は、漏出後1時間以内に行えば、ほとんど跡形なく軽快する。

⑧それより時間が経過していても、局注しておいたほうが良い。

⑨0.1％アクリノール®湿布（急性期）、デルモベート®軟膏など外用（症状消失まで）を1日2回行う。

⑩対応に関して不明な点があれば、皮膚科へのコンサルトを行う。

＊抗がん薬の漏出も即報告、早期対処で障害の程度に差が生じます

> デクスラゾキサン（サビーン）は、アントラサイクリン系抗悪性腫瘍剤の血管外漏出治療剤で、血管外漏出によって引き起こされる組織障害を抑制する。血管外漏出が確認されてから、6時間以内に対側の静脈（あるいは漏出と関連しない血管）から点滴を開始することが推奨されている。

輸液ポンプに使用について

末梢留置針からの抗がん薬の投与は、基本的には自然滴下で投与されることが多いが、輸液ポンプによってコントロールすることが必要な抗がん薬もある。たとえば、パクリタキセル、ドセタキセルなどは薬剤が粘調なため、輸液セットの滴下で調整すると投与が大幅に遅れるため輸液ポンプが必要である。リツキシマブはインフュージョンリアクションが生じやすいため、予防対策として徐々に投与速度を増加させていくために輸液ポンプを用いる（図18）。

輸液ポンプの使用で血管外漏出のリスクが増加することはないが、漏出した場合の量は自然滴下の場合よりも多くなる傾向がある。

- 薬剤の血管外漏出予防のための、抗がん薬のほとんどは自然滴下によって投与する

- 輸液ポンプで滴下管理する必要のある抗がん薬は？

パクリタキセル（タキソール®）
　　　薬剤の性状より随時滴下調節が必要
ドセタキセル（タキソテール®）
　　　薬剤の性状より随時滴下調節が必要
リツキシマブ（リツキサン®）
　　　インフュージョンリアクション対策より
CV-Port 経由

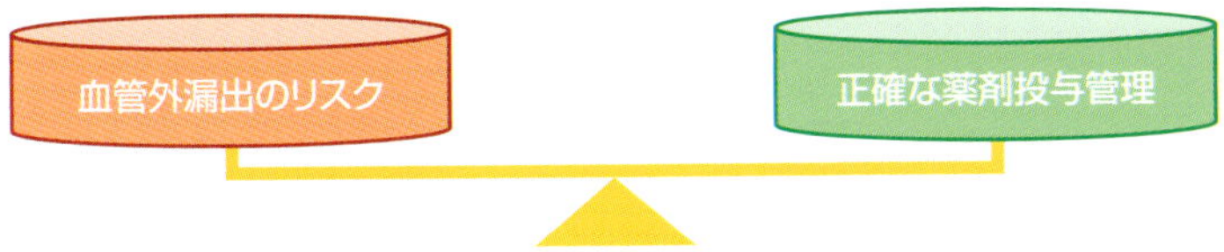

図18　投与前の準備（輸液ポンプ）

血管外漏出時の患者の治療への影響と心理

　患部の炎症が完全に治まるまで抗がん薬投与は延期される。このことにより、治療スケジュールが乱れ、治療効果に大きな影響が生じる。このことは患者の治療に影響を残すとともに、不安を抱き心に傷を残すことになる。

実際の血管、皮膚障害、漏出の事例

事例1　ビノレルビン（ナベルビン®）は肺がんや乳がんの治療に用いられる抗がん薬で組織障害性からは危険なビシカントに属する。30代女性で、投与3日目に疼痛を伴う発赤が顕著になった（図19）。明らかな血管外漏出は確認できておらず静脈炎ともいえないが、このとき逆血は確認できず、ごく少量の漏出は必ずしも否定できなかった。今後の治療の継続のために、末梢ではなく、埋め込み型中心静脈カテーテルへとVADを変更して加療した。

　その後、局所を保護したが、やがて大きな水疱が形成され、第17日目で一部が崩壊し皮膚びらんになっている（図20）。

　投与から21日目、すでに留置針を抜去してから18日が経過しているが、全体の表皮が脱落し、出血を伴う広範囲のびらんとなっている（図21）。一部深い部分は潰瘍といえる。この状態では感染のリスクも高く回復にはかなりの日数を要する。場合によっては皮膚移植も考慮する。

抗がん薬投与における末梢静脈血管穿刺の基礎知識 ● 57

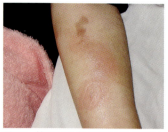
図19 第3日目（留置針は抜去済み）

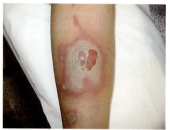
図20 第17日目（水泡から皮膚びらんへ進行）

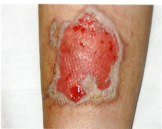
図21 第21日目

事例2 50代の肺がんの女性。やはりビシカント類の抗がん薬の投与開始から数日後に皮膚に図のような変化を生じている（図22）。限局的とはいえ、水泡形成があり一部水泡が破れている。本事例はそれ以上に悪化はせず、2週間程度の経過で改善しているが少量の漏出があった可能性が高い。この患者の前腕の血管はもともとやや細く、安全に抗がん薬を継続投与するには必ずしも適していなかったと考える。今後、このような場合は末梢の留置針ではなく、PICCなどの別のVADを治療計画のなかで検討すべきである。

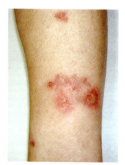
図22 投与開始数日後

事例3 ビシカント系の抗がん薬であるミトキサントロン（ノバントロン®）の事例である。ミトキサントロンは悪性リンパ腫の治療などに使用される青色調の薬剤で尿などが青色になる。皮膚への色素沈着は記載があるが、本事例ではちょうど留置針の先端に該当するので、微量の漏出は否定できない。その後、皮下に炎症は認めず、明らか異常所見はないまま14日程度で退色している（**図23**）。本例事例も選択した血管が細く脆弱なものであった可能性が考えられる。

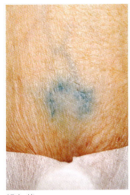 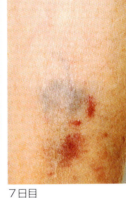 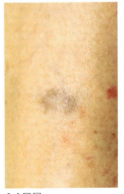

投与後　　　　　7日目　　　　　14日目
図23　事例3の経過

事例4、5 事例4、5は漏出に類似した所見である。事例4は、非ビシカント類のビンクリスチン（エトポシド®）の投与中にみられた所見である。薬剤の血管ルートに沿って克明に静脈が線状に発赤している。外見は厳しいが、疼痛や違和感などの症状はない。これは一種のアレルギー反応で、「フレアー反応」とも呼ばれる（**図24**）。漏出ではないので必ず血液の逆血がある。30分程度で徐々に軽快する。

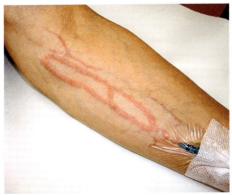

図24　フレアー反応

事例5は、ドセタキセル（タキソテール）の投与から8日目に血管に沿って発赤が生じたものである。これは、事例4と外見は似ているが、掻痒、違和感を伴っており、かつ漏出の所見は認めなかったので静脈炎の所見といえる（**図25**）。ステロイド外用薬で対応する。

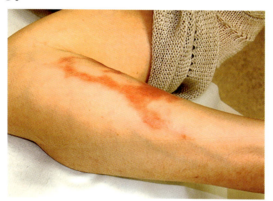

図25　静脈炎

まとめ

　抗がん薬は、殺細胞性薬剤がほとんどなため、漏出部位ならびにその周辺に重篤な組織障害を残すことを十分に理解し、抗がん薬の特徴を認識しておく必要がある。このうえで、血管アセスメントをすることが重要である。適切なVADを選択するとともに、抗がん薬の血管外漏出の予防と対策を確実に実施することが不可欠である。そのなかには患者への教育も含まれる。患者は異常の第一発見者であることが多く、患者自身が薬剤の特徴・血管の状態を知り、血管外漏出の予防を実践してもらうことも重要である。そして、医療者とともに協力をして行うことが不可欠である。

（中田和美、伊藤和史）

引用・参考文献
1）国立がん研究センター内科レジデント編：がん診療レジデントマニュアル．第7版，医学書院、2016
2）Hadaway L,et.al.,: Infusion therapy standards of practice. J Infus Nurs, 39（suppl 1）：S1-S159, 2016.
3）J Boulanger,et.al.,: Practice Guideline Management of hypersensitivity to platinum- and taxane-based chemotherapy: CEPO review and clinical recommendations. Curr Oncol, 21, 4 ,e630-e641, 2014.
4）Morgan JS,et.al.,: Hypersensitivity reactions to carboplatin given to patients with relapsed ovarian carcinoma. Eur J Cancer, 30A:1205-1206, 1994.
5）Makrilia N,et.al.,: Hypersensitivity Reactions Associated with Platinum Antineoplastic Agents: A Systematic Review. Met-Based Drugs, 2010.

| 各 論 |

抗がん薬投与における看護のポイント

　本項では、抗がん薬投与における看護のポイントについて、筆記試験、演習、学習のポイントをを述べる。

レベルⅢCプログラムの筆記試験、演習内容、学習のポイント

1 筆記試験

　レベルⅢCプログラム筆記試験の内容は、すべて講義内容から出題される〔20問（4択問題）時間：30分〕。
　（がん化学療法看護認定看護師が作成）
　試験内容の例としては、
・血管のアセスメント
・薬剤の組織障害性
・血管外漏出の予防・対策について
・壊死性抗がん薬（あるいは炎症性抗がん薬）が漏出した時の対応
・滴下量が低下した時のアセスメント
　などがある。

2 演習内容

　筆記試験に合格した看護師は、引き続き技術演習を受ける。技術演習の指導は、レベルⅢCを有するがん化学療法看護認定看護師が行っている（表1）。
　演習では、10例以上の投与管理を実施する。抗がん薬の特徴により、レジメンごとにその投与方法が異なる。代表的な特徴をもつレジメンをすべて経験し、投与方法の正しい理解と手技の獲得や、患者とのアセスメントにつなげて、安全で確実な投与管理をすることが必要である。
　抗がん薬のなかには、血管外漏出により皮膚壊死を起こす可能性がある薬剤も多いことから、確実に安全に血管確保が行える穿刺技術の習得が求められる。また、レベルⅢCを有することで「抗がん薬の初回投与ができる」資格も取得することになるので、トラブルが起きた

抗がん薬投与における看護のポイント ● 61

表1　演習

指導者：
レベルⅢ Cを有するがん化学療法看護認定看護師

演習内容：
10例以上の化学療法レジメンにおいて「穿刺〜投与管理〜抜針」までを通して投与管理を実施
〈10例の内容：以下の特徴のあるレジメンをすべて含むこと〉
① 炎症性抗がん薬を含むレジメン
② 壊死性抗がん薬を含むレジメン
③ 投与速度が500mL/h以上となるレジメン
④ 長時間投与のレジメン

時の初期対応ができる能力を身につけることも求められる。

　講義で得た知識を、演習において実践につなげることが重要になる。

　演習はOJTで行う。演習者と指導者が一緒に患者のところへ行く。患者は抗がん薬を投与することや穿刺されることに大変緊張しており、長期間治療されている患者のなかには、普段は看護師が1名で穿刺に来るところを2名で来るので、穿刺をする看護師が演習中であることに気がつき、不安感が増してしまう場合が多いようである。演習者は自分も緊張しているかもしれないが、少しでも患者の不安を払拭するため、その緊張が患者に伝わらないよう、患者に適切な声かけを行っていくようにする。

　レジメンや薬剤の確認、そこからのアセスメントについては患者の元へ行く前に済ませ、指導者は先に指導できることは終えておき、穿刺後に患者の元を離れてから、演習者と血管のアセスメントについては確認する。

　指導者は、間違えや危険行為がない限りは、患者の前では演習者への指導的な声かけは控えたほうがよい。誤穿刺時には、2回目までは続けて実施してもよいと思われるが、患者の負担の考え、3回目には指導者と交代するべきでる。

③　学習のポイント

■1 血管の選択　復習 →50ページ

　血管を選択するために、以下の項目を実行していく必要がある。

　投与するレジメンを読んで、そのレジメンの内容について各薬剤の特徴や投与時の注意点を理解しておく。

　患者へこれから行う化学療法が、どのような内容で、どのくらいの時間がかかり、そのためにこれから看護師が何をするのか、また、患者自身が何に注意しなくてはならないのかを説明しなくてはならない。自分が理解できていないと、患者へ説明することはできない。

　また、患者側の特徴と投与するレジメンの特徴の両方から、アセスメントできるようにする。今回行うレジメンにおいて、どのような理

由から、どの注射針（あるいはどの血管アクセスデバイス）を選択し、どんな血管を選択しなければならないかを考える必要がある。

　そして、実際に患者の血管を触知して確認していく。「弾力・太さ・走行・深さ・位置」などが適した血管を選択する必要がある。穿刺の時には、自分の手技に集中しすぎて患者への声かけができていないなど、患者を不安にするような行動をしないことも重要である。

　血管を探したうえで、場合によっては、安全に抗がん薬を投与できる血管がないとを判断することもあるので、安全な判断ができる能力も求められる。もし、安全に抗がん薬を投与できる血管がないと判断した場合、まずは血管が浮きやすくなるように、腕を温めてみる。また、患者に温かい飲み物を飲んでもらうことも効果的である。それでも難しい時には、今後の治療継続のことを考慮して、PICCやCVポート留置を検討していくことも必要である。

2 危険行為の有無　　復習→50ページ

　穿刺をした時に「これは正しく血管に入っているか、あるいは入っていないか」を、判断できるだろうか。血管を突き破る、明らかに漏出しているのにそのまま針を進める、無理に血管を捉えようと探るなどの行為は大変危険である。

　一度、外筒に逆血を認めたのちに、内筒の逆血が止まってしまったからと、針を少し引いてまた針を進めるという行為も大変危険である。逆血がいったんなくなった時点で、血管を貫いている可能性が高く、再度引いてから新たに血管を捉えられたとしても、血管の損傷部位から血管外漏出を起こす危険性がある。失敗した場合は、その血管穿刺は中止し、新たに血管を探して穿刺をやりなおす必要がある。この場合、新たに穿刺する血管は誤穿刺の部位より中枢側を選択する必要がある。

3 滴下状況のアセスメント　　復習→53ページ

・血管確保ができたら滴下の状態を見て、安全に投与できているのかを評価する。レジメンの1本目の点滴（抗がん薬ではないもの）を滴下し、そのレジメンでの最大流速を保てているのかを確認する。

・血管外漏出などの障害を回避あるいは最小限にするためには「異常」の早期発見ができ、また早急にそれに対処することが重要となる。点滴投与中に、もしも滴下の流速が低下（または停止）した時には、その原因をアセスメントして対応できる能力が求められる。具体的なアセスメントと対処方法の例を「レベルプログラムⅢ認定プログラムの項：フローチャート」に示している（実際に、流速が低下するような場面に遭遇しない場合には指導者が演習者に口頭で確認して、理解できているかを評価する）。

4 その他

　点滴投与中は患者自身が安全に行動してもらうことも必要である。患者へ必要な説明ができるようにしていく。

抗がん薬投与における看護のポイント　●　63

レベルⅢC受講者は、レベルⅢを有している看護師であり、抗がん薬以外の血管確保は経験のある看護師である。経験が豊富ではあるが、その経験のなかで自分流の穿刺方法の癖がついている演習者も多い。患者への穿刺を行う前に、もう一度基本に戻ることが大切である。患者に穿刺をする前にシミュレータを用いて血管確保の手技を再確認するのがよい。

なかなか穿刺が成功しない例には、

・穿刺して内筒に血液が戻ることを確認しても、外筒への逆血はほとんど確認せずに、すぐに外筒を押し進めてしまう
・はじめからかなり角度をつけて穿刺してしまうために血管を突き破ってしまう
・血管固定をする手が穿刺をする手を邪魔してしまい、穿刺時の角度がついてしまう
・穿刺時、あるいは穿刺後の針を進める勢いが強すぎて、いったん血管を捉えても血管を突き破ってしまう

などがある。上記の点に注目して演習者の手技を確認してみてほしい。

上記の内容を含めた「指導者の判定項目」は「レベルプログラムⅢ認定プログラムの項：評価者ガイド」に示している。

技術演習で選択されるレジメンについて

技術演習では、代表的な特徴をもつ以下の4種類のレジメンをすべて経験する。

1 炎症性抗がん薬を含むレジメン

はじめに投与管理を経験するレジメンは、炎症性抗がん薬の単剤レジメンなどが適切である。万が一、血管外漏出があった場合でも、壊死性抗がん薬よりは障害が少ないことを考えれば穿刺時のリスクは軽減するかもしれない。例えば、ゲムシタビンやイリノテカンなどである。ただし、同じ炎症性薬剤であっても、薬剤ごとに投与中の観察項目や症状出現時の対処行動は異なる。先にあげたゲムシタビンでは血管痛が出現することがあり、イリノテカンでは副交感神経刺激症状が出現する。各薬剤で投与中に出現する症状について、患者に説明ができること、症状の出現予防のための行動がとれること、症状出現時の対処方法がとれること、などが投与管理を行ううえでは重要になる。

炎症性抗がん薬の単剤投与を経験したのちに、複数の薬剤が組み合わされたレジメンを経験するのがよいだろう。

2 壊死性抗がん薬を含むレジメン

壊死性抗がん薬のなかには、少量の血管外漏出でも「壊死」を起こす危険性があり、より確実な血管確保と投与中の管理、観察が求めら

れる。

❸投与速度が500mL/h以上となるレジメン

投与速度が500mL/h以上とは、主に全開投与する抗がん薬を意味する。当院では、全開投与するような抗がん薬の時には、ベッドサイドから離れずに観察を行うことに決めている。例えば、アムルビシンやビノレルビンの全開投与レジメンでは、投与中常に観察を続けるのがよい。全開投与で急速に血管内に点滴が流れることで血管がどのような状況になるのか、予測は難しいが、マニュアルにあるような予防行動、対処行動も理解しておくことが重要である。

❹長時間投与レジメン

シスプラチンを含むレジメンなど補液を長時間投与しなければならないようなレジメンがある。長時間投与することで、血管がどうような状況になるのか、それを予測してどのような対策をとることができるのかあらかじめ考える。長時間投与となると、患者から目が離れる時間も長くなり、その間も安全に投与するためには、患者自身にも注意して行動してもらう必要があるので、わずかな異常も知らせてもらうように適切な指導を患者に行う。

(浜辺陽子)

各論

抗がん薬の曝露予防について

曝露予防の必要性

　抗がん薬はHD（Hazardous Drugs；**表1**）の一種であり、抗がん薬が患者以外の人体に何らかの形で吸収されることを抗がん薬曝露といいう。曝露した人には健康被害が生じる危険性があり、抗がん薬に多く接する職場で働く医療者は、1回量は患者と比較して微量だが、多種類の抗がん薬に毎日のように接し、それが長期間に及ぶことがあるため、曝露による影響が大きいことが考えられる。HDの職業性曝露による健康への影響は「生物学的影響」と「健康への影響」に分類できる（**表2**）。

　私たちが抗がん薬を取り扱ううえで、曝露の経路や曝露の機会は多様である（**図1**）。HDへの曝露は目で見たりにおいを感じたりすることが困難な場合が多いため、本人が気づかないうちに起こることが多くなる。また、放射性物質への曝露とは違い、フィルムバッジや線量計などによるモニタリングが不可能であり、安全の目安となる被曝許容量も存在しない。つまり、汚染をゼロにすることを目標に、そのための対策が必須となる。

表1　Hazardous Drugs（HD）

HDとは曝露によって健康被害をもたらすか、または疑われる薬品。以下の①〜⑥の項目のうち1つ以上に該当するもの。
ヒトまたは動物に対して、①発がん性、②催奇形性または発生毒性、③生殖毒性、④低用量での臓器毒性、⑤遺伝毒性、⑥上記基準によって有害であると認定された既存の薬剤に類似した毒性プロファイル（NIOSHの定義）

HD	取り扱いに注意を要する講義の抗がん薬	狭義の抗がん薬	アルキル化剤・抗生物質
			白金製剤
			代謝拮抗薬
			トポイソメラーゼ阻害薬
			微小管作用抗がん薬
			その他の抗がん薬
		分子標的治療薬	
		その他の腫瘍用薬	
	取り扱いに注意を要する抗がん薬以外の薬剤		
	主に生殖毒性を有する抗がん薬以外の薬剤		

（文献1）p.3より）

表2　HDの職業曝露による「生物学的影響」と「健康への有害な影響」

生物学的影響	健康への有害な影響
・遺伝子損傷、染色体異常、DNA損傷、尿変異原性などが高い頻度で報告されている ・1979年　Falckらは、HDを取り扱うがん病棟の看護師の尿が対照群である事務職員に対して有意に高い変異原性を示したと報告 ・各種の調査研究で、HDの職業性曝露を受けた看護師は無視できない遺伝子損傷を認め、がん発病率の増加などの長期的な健康上の問題と関連性があることが指摘	・急性症状 過敏反応、皮膚・粘膜症状、消化器症状、循環器症状、呼吸器症状、神経症状 ・がんの発現 白血病、非ホジキンリンパ腫、膀胱がん、肝臓がんなど ・生殖異常 胎児異常、胎児死亡・流産の増加、先天性奇形、妊孕性障害（不妊）

曝露の経路
・接触（直接触れる、薬剤と皮膚や目が接触）
・摂取（抗がん薬が付着した手での飲食）
・吸入（エアゾル化した薬剤の吸い込み）
・針刺し（薬剤で汚染された針）

曝露の機会
① HDバイアルの粉末や溶解液、HDアンプル液、経口HDなどへの接触や吸入時
　・調製や投与の際に生じるエアゾルやこぼれて気化したHDの吸入時
② HD汚染された環境表面との接触時
③ HDを充填して輸液バッグやシリンジ、輸液チューブから薬液がこぼれた時とき
④ HDを投与された患者の排泄物や体液、使用後のリネン類の取り扱い時とき
⑤ 調製や投与の過程で生じるHD汚染された廃棄物の取り扱いや運搬廃棄作業時
⑥ 腔内投与や局所注入投与など、手術室や造影室内での専門的な手技の実施時
⑦ HDの取り扱いやHD汚染された廃棄物などを処理したあとにPPEを取り外す時とき
⑧ HD取り扱いエリアでの飲食

図1　曝露の経路と機会

閉鎖系ルートの利点

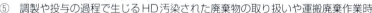

　HDの投与管理時にはさまざまな曝露の機会がある。適切な個人防護具（PPE）の装着、適切な曝露対策を用いるなど、一般的な注意事項を尊守することが重要である。HDの調整および投与には、ガイドラインでは抗がん薬の曝露を防ぐ閉鎖式薬物移送システム（CSTD）を使用することを強く推奨している。
　CSTDは、HD輸液バッグにビン針を刺入する時の飛散や、プライミング時や接続時の漏出を防ぐように設計されている。現在、数社からCSTDが販売されているが、少しずつ製品特徴が違うため、院内採用時には、各製品の特徴や利点などを理解して検討する必要がある。
　当院では、曝露防止検討ワーキングを立ち上げ、抗がん薬投与事例の多い血液腫瘍内科の医師をワーキング長とし、実際に投与管理を行う看護師、抗がん薬を調整する薬剤師、安全管理室などがメンバーと

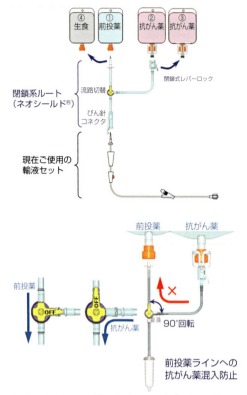
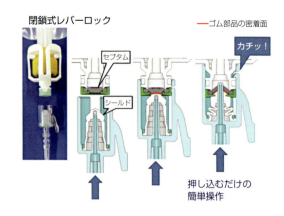

図2　CSTDの一例：ネオシールド®（JMS社より資料提供）

なり製品採用の選定を進めた。

　CSTD採用前は、看護師は抗がん薬ボトルのビン針の抜き差しを行っており、曝露の危険性が高い状況であった。現在、投与時のCSTDはJMS社のネオシールド®を採用している。ネオシールド®では、メインルートから抗がん薬以外の薬剤を投与し、一体型になっている側管ルートより専用のコネクターが装着された抗がん薬を投与する（図2）。抗がん薬のみに取り付ける専用のコネクターは、薬剤部で取り付けをしてから払い出しされている。

　専用コネクターの取り付けは簡単で、薬剤部での負担も比較的少ない。これにより、専用コネクターが装着されている薬剤は、一目瞭然で抗がん薬であることがわかり、専用コネクターがゴム栓部分を覆っているため、看護師が間違って抗がん薬ボトルにビン針を刺してしまうような危険性がなくなった。

レジメン例に沿った投与手順

　ネオシールド®の使用方法は、大変シンプルではあるが、並列投与などの複雑なレジメンもある。CSTDの特徴や使用方法を看護師が理解して使用することが重要である。導入前の使用方法の説明会はもち

抗がん薬単剤投与のレジメン

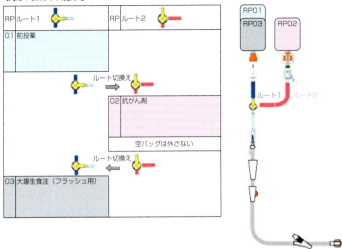

並列投与のレジメン：アービタックス＋FOLFOX

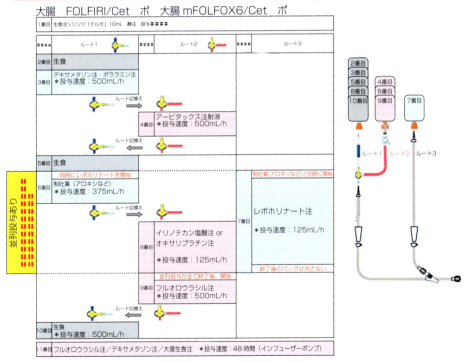

図3　投与時に確認できる資材

ろんのこと、実際の投与時に確認することのできる資材（**図3**）も必要となる。当院ではいくつかのレジメンにおいて、生理食塩液の追加や投与順番の見直しなど、修正を行った。

（浜辺陽子）

引用文献
1）日本がん看護学会、日本臨床腫瘍学会、日本臨床腫瘍薬学会編集：がん薬物療法における曝露対策合同ガイドライン2015年度版．第1版．P14-16,27-29．金原出版株式会社．2015．

各 論

造影剤について

はじめに

　造影剤副作用は予知・予防は不可能であるが、起こりにくくする工夫や起こりやすいかどうかの確認は可能である。造影剤を使用していると、アナフィラキシーショックは一定頻度で必ず起こるので、起こった時には、すぐに必要なスタッフと物品を集めて初期対応できるようにしておく。

　その第一選択はアドレナリン投与である。アドレナリンを有効に使用するためには、急変時対応練習会を部署で定期的に実施しておくことも有効である。

造影剤の種類

　放射線部門で使用する造影剤の種類を以下に示す。

1 X線を使う造影検査

　CT検査、各種透視検査、血管造影検査の場合に以下の造影剤を使用する。

・バリウム造影剤：胃透視や注腸造影に使う
・ヨード造影剤

　ヨード造影剤は製薬メーカー各社から、イオパミロン®（バイエル社）、オムニパーク®（第一三共）、イオメロン®（エーザイ）、オプチレイ®（富士薬品）、イオプロミド®（富士フィルム）といったさまざまな名称で発売されている。血管内に注入して使用するものがほとんどであるが、バリウム造影剤の代わりに消化管に注入して使用するガストログラフィンもある（**図1**）。

　胆道系造影検査に使用するビリスコピン®もある。ビリスコピンは上記の血管内注入する造影剤と比較して副作用発生率が高いので注意が必要である。

　珍しい造影剤として油性造影剤のリピオドール®がある。造影剤で

販売名	I濃度 [mg/mL]	容量 [mL]	成分	I含有量 [g]	浸透圧比	粘度 [mPa·s] (37℃)	薬価	禁忌	特記
イオプロミド	300	100	イオプロミド	30	約3	4.8	6299	(1) ヨードまたはヨード造影剤に過敏症の既往歴のある患者 (2) 重篤な甲状腺疾患のある患者	・先発：プロスコープ ・主に入院患者に使用
	370	50		18.5	約4	10	3777		
		100		37			7251		
イオパミロン	300	20	イオパミドール	6	約3	4.4	1668		・後発：オイパロミン・イオパミドール・バイステージ
		100		30			6754		
	370	100		37	約4	9.1	7765		
イオメロン	350	75	イオメプロール	26.25	約2	7	6955		・先後発：なし
		100		35			9604		
		135		47.25			12516		
オムニパーク	300	100	イオヘキソール	30	約2	6.1	6787		・後発：イオパーク・イオベリン・イオヘキソール
		150		45			10755		
	350	100		35	約3	10.6	7865		
オプチレイ	320	100	イオベルソール	32	約2	5.8	8576		・先後発：なし

図1　X線CT検査用造影剤

あるが、血管造影検査の時に肝細胞がんに抗がん薬を分布させるために、抗がん薬と一緒に注入される。

2 MRI検査の造影剤

MRI検査に使用される造影剤は、ガドリニウム造影剤：ガドビスト®（バイエル）、プロハンス®（エーザイ）、マグネスコープ®（富士薬品）、プリモビスト®（バイエル、肝臓専用）、MRCP検査の時に消化管の信号を抑えるボースデル、鉄成分からなる肝臓専用のリゾビストなどがある（**図2**）。

他に、眼科部門で使用する造影剤として、蛍光眼底造影検査に用いるフルオレセインとインドシアニングリーンがある。これら眼科部門で用いる造影剤も、放射線部門で用いる造影剤と同様に副作用発生のリスクがある。

造影剤を使用する理由

造影剤を使用する理由は、造影剤なしでは見えないものをより見やすくするためである（造影効果）。静脈に投与された造影剤により血管は造影され、発見された腫瘍は豊富な血管があるため、周囲の正常組織とのコントラストが明瞭となり見えるようになる。蛍光眼底検査では、これらの血管そのものを見るために蛍光造影剤を投与している。

造影剤について ● 71

分類	製品名略号	容量 [mL]	成分 キレート構造	用法・用量 [mL/kg]	浸透圧比	粘度 [mPa·s]	薬価	投与経路	効能・効果	禁忌	排泄	特記
細胞外液性造影剤	プロハンス Gd-HP-DO3A	13	ガドテリドール非イオン性・マクロ環	0.2	約2	1.4	7363	静脈内	脳脊髄躯幹部四肢	・ガドリニウム造影剤に対し、過敏症の既往歴のある患者	尿	・先後発：なし
	ガドビスト Gd-BT-DO3A	7.5	ガドブトロール非イオン性・マクロ環	0.1	約6	7.39 (26℃)	7457				尿	・先後発：なし
	マグネスコープ Gd-DOTA	10	ガドテル酸メグルミンイオン性・マクロ環	0.2	約4	1.9 (38℃)	5271				尿	・先後発：なし
		20					9206					
肝特異性造影剤	EOB・プリモビスト Gd-EOB-DTPA	5	ガドキセト酸ナトリウムイオン性・直鎖型	0.1	約2	1.58 (26℃)	14042	静脈内	肝臓のみ	・ガドリニウム造影剤に対し、過敏症の既往歴のある患者	60%尿40%糞	・先後発：なし
		10					20917					
	リゾビスト	1.6	フェルカボトラン ×	0.016 (投与量は1.4mLまで)	約1	1.91 (21℃)	16753			・出血している患者 ・鉄過剰症（ヘマクロトーシス等）の患者	代謝	・造影効果は10分後以降 ・採血は48時間以降 ・着色しやすいので注意
経口消化管造影剤	ボースデル	100	塩化マンガン四水和物 ×	100mL (京大では)	×	×	1081	経口	消化管	・消化管の穿孔又はその疑いのある患者	糞	・造影効果は20分後まで

図2　MR検査用造影剤

　特殊な造影剤としてMRCP検査のボースデルがある。この検査では、胆管や胆嚢を明瞭に見るために、ボースデル投与により胃液や腸液の信号を低下させ、それによって胆管や胆嚢を浮かび上がらせている。

造影剤の投与方法

　CT検査のヨード造影剤やMRIのガドリニウム造影剤、蛍光眼底検査の蛍光造影剤などは静脈から投与する。血管造影検査では動脈、静脈もどちらの場合もある。また、心臓や大血管、冠動脈検査の場合には、造影剤の後に後押し用の生理食塩液も使用する。

　以下に注意点を述べる。

1 ヨード造影剤の併用注意薬

　ヨード造影剤のビグアナイド系経口血糖降下薬は、腎機能低下がある患者で乳酸アシドーシスを発症することがある。腎機能が正常であれば問題ないが、腎機能低下がある場合には投与前48時間はビグア

ナイド系経口血糖降下薬の投与を中止し、造影剤投与48時間後に経口血糖降下薬の投与を再開する。

ベータブロッカーは、冠動脈CT検査で使うことがある。その注意点は、造影剤アナフィラキシーショックが起きた場合にアドレナリンが効きにくくなるため、グルカゴンを使用する必要があることである。グルカゴンは冷蔵庫保管であるので、日頃から保管場所には注意が必要である。

2 ヨード造影剤は投与する前に加温する

ヨード造影剤は加温するほうが粘稠度が低下して注入が容易になる。放射線部門では、ヨード造影剤を加温しておく温蔵庫を備えている。ただし、加温することにより副作用発症が減少するかどうかは現在のところわかっていない。

造影剤副作用の起こるしくみ

まず、造影剤の副作用の患者側の要因として、患者の原疾患、全身状態、特異的体質、アレルギーの有無があげられる。

また、造影剤側の要因としては、浸透圧、化学毒性、造影剤分子に結合する他の物質の作用などがあげられる。実際には、これらの要因が複雑に絡み合って発症するため、発症予知・発症予防は困難である。

造影剤の副作用の起こりやすい要因としては、過去の造影剤投与による副作用の既往歴がある場合（なしに比べて6倍の危険性）、気管支喘息などのアレルギー疾患既往（3倍）、心臓疾患の既往歴（4倍）、心因的な不安、腎機能低下症例などがある[1]。アレルギー疾患既往のなかでは気管支喘息の危険性が高い。他のアトピーや花粉症、薬剤アレルギーや食物アレルギーより、気管支喘息既往には要注意である。

造影剤による副作用反応

1 造影剤による副作用や投与時の反応

造影剤による副作用や投与時の反応を以下にあげる。

・熱感、吐き気（2～3％）：造影剤の物理的な性質によるもの。個人差あるが、一過性のことが多い。

・くしゃみ、咳（0.5％）：重篤な副作用の初期症状のこともあるので要注意である。

・かゆみ、発赤（1～2％）：蕁麻疹が出ていたら、即時型アレルギーなので、観察が必要である。

他にも血管痛、嗄声、胸痛、動悸、顔面浮腫、悪寒戦慄、呼吸困

難、急激な血圧低下、心停止、意識消失なども副作用としてみられることがある。

❷ CT、MRI検査造影剤の副作用発生数調査結果

造影剤による副作用の発生率は報告にもよるが、症例数30万件以上の大規模研究の結果では、イオン性造影剤の12.66%、非イオン性造影剤に関しては、3.13%と報告されている。

また、アナフィラキシーショックなどの重篤な副作用は、イオン性造影剤で0.22%。非イオン性造影剤では0.04%の頻度と報告されている。

当院放射線部の検査数でみると、1か月間に造影CT検査がおおよそ1,000件実施されていて、現在のCT検査で使うヨード造影剤は全て非イオン性のため、2か月に1件のペースで重篤な副作用が発生する計算になる。比較的軽微な副作用は、毎日のように遭遇するが、重篤な副作用症例のなかには、40万件に1件の割合で死亡するケースもある。

MRI検査造影剤は一度に使用する注入量がCT検査のヨード造影剤に比べて少ないため、副作用発生頻度も少ないイメージがあるかもしれないが、重篤な副作用発症率は0.005%と報告されており、MRI検査の造影剤でも副作用は起こる。

❸ 重篤な副作用の内訳

ヨード造影剤による重篤な副作用には、血圧低下、ショック状態、アナフィラキシー症状、呼吸障害、喉頭浮腫などがある。造影剤注入直後に発症する場合や、造影検査終了後に発症する場合もある。その内訳としては呼吸困難が71%と最も多く、次に急激な血圧低下が21%にみられたと報告されている（**図3**）[2]。また、これら両者がみられたものが3%、さらに意識消失をきたした事例が4%あったと報告されているので、重篤な副作用の発症を疑ったら、速やかに対応することが求められる。

❹ NSFについて

NSF（Nephrogenic Systemic Fibrosis；腎性全身性線維症）はガドリニウムを用いたMRI造影剤副作用のうちで非常に重篤なものであり、致死的なこともある。NSFは、腎機能障害がある患者にMRI用ガドリニウム造影剤を投与した場合に起こることがある。また、MRI用ガドリニウム造影剤のうち、直鎖型キレート製剤投与で起こりやすいことが知られている。

NSF対策として、当院放射線部では、eGFRを事前に計測し、eGFRが30以下の場合にはガドリニウム造影剤を使用した造影検査は基本的に実施していない（生命の危機が及ぶ場合など、投与による利益が危険性を上回ると判断される場合には実施することもあり得る）。また、当院では、直鎖型キレート製剤の採用を取り止め、全てマクロ環キレート型製剤（安全性が高い）に切り替えている。

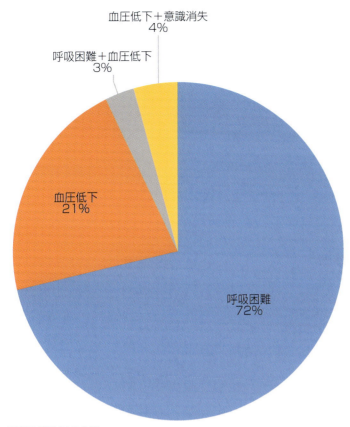

図3　重篤な副作用の内訳

5 造影剤副作用発症までの時間

　造影剤投与から副作用発生までの時間の調査では、即時型アレルギーで最も多くが1時間未満であった（70%）。造影検査が終了して患者が検査室から退室されるまでに起こることが多い。逆に、24時間以降の発症する遅発型副作用（遅発型アレルギー反応による）も5％程度にみられる（**図4**）[3]。

　外来患者の場合には、検査終了後に時間が経ってから遅発型副作用が発症することがあり、そのような場合には来院してもらう必要があることを、検査時に予めお伝えしておく、病院の連絡先を記入した用紙を渡しておくことが大切である。

6 造影剤副作用の予防策・副作用への対処方法

　造影剤副作用の予防には患者への問診が大切である。ハイリスク患者を見つけるため、造影剤の副作用歴やアレルギー歴、心疾患の既往などについての問診が大切となる。十分な説明を行うことによって、以下のように患者の心因的不安を取り除くことが大切である。

・検査中に声かけをする。
・笑顔で対応する。
・「造影剤注入すると全身が一時的に熱くなりますが、心配いりませ

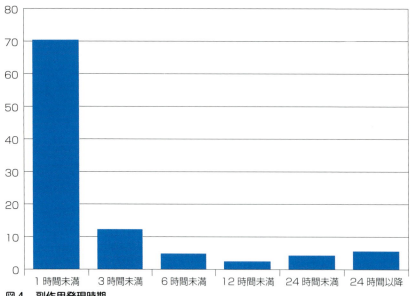
図4　副作用発現時期

ん」
・「いつもと違ったことがありましたら、がまんや遠慮せずにおっしゃってくださいね」

　また、入室時に患者の血圧・呼吸をチェックすることもよい。対処方法としては、救急用設備をいつでも使える状態にしておくことが大切である。救急カートの場所の確認、備品や器材が揃っていることを確認し、酸素配管や吸引器具などを、いざという時にこそ慌てずに使えるようにしておくことが大切である。

造影剤投与前の問診内容と患者対応

　造影剤投与前は、今回使用する薬剤と同じ薬剤によるアレルギー症既往の有無、アレルギー体質、特に気管支喘息の有無問診する。他にアトピーや花粉症、食物アレルギーなどについても問診する。そして現在服用している薬剤〔特にベータブロッカー（アナフィラキシーの時にアドレナリンが効きにくい）やビグアナイド系経口血糖降下薬）〕を確認する。

　検査前後の飲水は有効と考えられているので、検査室にもウォータークーラーを設置するなどして、患者に飲水を促すのがよい。特に検査前は絶飲食ではなく、水分摂取を積極的に促す。造影剤投与後は腎臓から尿として水分が排泄されるので、検査終了後にも飲水を積極的に促すようにする。

　副腎皮質ステロイド剤投与による造影剤副作用予防効果はエビデン

スはないが、行われることもある。ステロイド剤効果は即効性がないので、造影検査数時間前には経口ステロイド剤を内服しておく方法がとられる。

重篤な副作用の初期症状と初期対応

気道狭窄の初期症状として、くしゃみ、咳嗽がある。また、生あくびや冷や汗は急激な血圧低下兆候のことがある。顔面蒼白やCT検査テーブルから起き上がれない、テーブルから起き上がる時に崩れ落ちるといったこともある。患者のこれらの症状を見て、アナフィラキシーを疑ったら、院内急変時対応マニュアルに沿って行動し、速やかに周囲スタッフへの応援要請、救急カートを用意し、患者の気道と呼吸と循環を確認する。コードブルーや救急室への応援要請をためらってはいけない。そして、アナフィラキシーショックへの第一選択はアドレナリンであるので、きちんと記録を残しておくことも大切である。アナフィラキシーで必要な薬剤や機材を以下にあげる。これらは全て当院救急カートに装備されているので、日頃の点検できちんと揃っていることを確認しておくことが重要である。

・酸素
・アドレナリン
・抗ヒスタミン剤
・輸液
・バッグバルブマスク

チームで行動して、それぞれが役割をきちんと担当できるように、日頃から急変時対応練習会を開催して、いざという時に備えたい。

造影剤が血管外に漏出したときの処置

造影剤は大量に急速注入することが多いため、留置針が静脈内に挿入していても、勢いよく自動注入器で注入すると血管外に漏出することがある。造影剤血管外漏出があった場合には忘れずにインシデントレポート記録する。

少量の造影剤注入であれば温罨法で吸収を早めるが、大量の場合は冷罨法で痛みを抑える。この場合には神経内科、皮膚科に相談も必要になるので、検査担当医師に報告、相談する。

造影剤を注入する血管は右手の肘静脈が望ましく、手背部や足部の静脈の使用は控えるべきである。乳がん患者では患側上肢ルート確保

が禁止されていることがあり、注意が必要である。ルート確保が困難な患者では、最近は当病院でもパワーポート*が採用されている。パワーポートは耐圧性で自動注入器を使用した急速注入にも対応しているので、使用するには講習会を受講し、パワーポート確認、特殊な針の使用・清潔操作の習得が必要となる。また、最新型のパワーポートスリムは上肢にポートが留置されているので。詳しくはマニュアルを参照されたい。

　ヨード造影剤は母乳移行する。授乳中の人の場合、CT造影検査後２～３日は授乳中断を考慮する。造影剤は、通常であれば投与後24時間でほぼ全量が腎臓から排泄される。腎機能低下を有する人や高齢者では排泄が遅延する。

（山本憲）

*血管への頻回なアクセスを要するような治療のため、体内に埋没して留置する皮下用ポートと、それにつながるカテーテルで、パワーポートとはバード社の製品名である。通常のポートの構造や素材に比べ耐圧性が向上しているので、基準の範囲内であれば機械を用いた造影剤の注入も可能である。

引用・参考文献

1) 片山仁編：造影検査実践マニュアル. 医科学出版社、1994.
2) Katayama H,et.al,.:Adverse reactions to ionic and nonionic contrast media. A report fromthe Japanese Committee on the Safety of Contrast Media. Radiology, 175(3)：621-628, 1990.
3) エーザイ社の社内資料.

各論

造影剤に関する基礎知識（眼科領域）

眼科領域の造影剤使用について

　レベルⅢD造影剤使用に関するプログラムにおいては、眼科領域に特化した造影剤使用についても学ぶ。眼科領域では、眼底血管造影検査においてフルオレセイン蛍光眼底造影とインドシアニングリーン蛍光眼底造影が行われている。この検査では、蛍光造影剤のフルオレセイン、インドシアニングリーンを併用、静注している。

　眼底血管造影検査においては、まず、医師は眼底撮影を行うために撮影に集中する必要がりあり、同時に静脈注射を実施はできない状況にある。そのため、眼底血管造影検査において看護師に期待される役割は、医師の指示のもと造影剤の静脈注射を行い、蛍光造影剤に関する知識、有害事象の早期発見と対応など安全・安楽な看護、診療の補助を行うことである（図1）。

眼科領域の造影検査（眼底血管造影検査）の概要

　ここでは眼科領域における造影剤使用、眼底血管造影検査の概要に

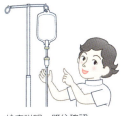
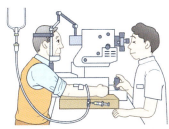

造影剤使用に関する高度な知識・技術
末梢静脈路の確保、投与管理、有害事象の早期発見・対応

安全・安楽な看護　診療の補助
医師は眼底撮影に集中できる

検査説明・既往確認
検査前処置（散瞳）
血圧測定

図1　眼底血管造影検査におけるレベルⅢD認定看護師の役割

ついて述べる。眼底血管造影検査では、医療スタッフが使用する造影剤の知識、検査の対象疾患、検査時間、検査内容を把握しておく必要がある。これらについては、「医療スタッフ用の眼底血管造影検査マニュアル概要」(**図2**) を参照されたい。

蛍光眼底造影検査（FAG）散瞳要

フルオレセイン・インドシアニングリーンには、特殊なフィルターを通した光を当てると蛍光を発する性質を持つ。造影剤を注入し、心臓を経て眼底の血管に流れるため、その様子を眼底カメラを使用し撮影する。毛細血管レベルの観察ができ、病変の評価がしやすい。

使用造影剤

◎フルオレセイン／FA（商品名：フルオレサイト）
  糖尿病網膜症・網膜静脈閉塞症・脈絡膜新生血管・ぶどう膜炎など網膜に病変が現れる疾患
  ☆代謝経路：静注後急速に全身の血管・血管外腔に拡散し、粘膜と皮膚は1分以内に染色される。肝臓で代謝され、尿として排出される。皮膚の染色は静注後2時間、尿の変色は約24時間続く。検査終了後は、水分摂取促しが必要である。

◎インドシアニングリーン／IA（商品名：オフサグリーン）
  加齢黄斑変性・中心性漿液性網脈絡膜症・脈絡膜腫瘍など脈絡膜まで病変が及ぶもの
  ※フルオレセインはインドシアニングリーンよりも透視性が高く、網膜下に存在する脈絡膜血流の詳細を明らかに出来る
  ☆静注後は血漿から肝実質細胞に取り込まれ、代謝されずに胆汁に排泄される

使用機器

・ハイデルベルグ　スペクトラリス（HRA）
・Optos 200Tx
  ※Optosではインドシアニングリーンを使用した造影検査ができません!!
    インドシアニングリーン使用し撮影するには、赤外レーザー光（脈絡膜を撮影するのに必要な光）が必要となるが、Optos 200Txには装備されていないため、撮影できない。

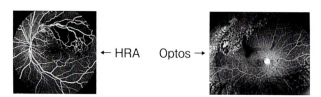

← HRA　　Optos →

注意点

! 強い青い光を当てるため、額・顎が検査台から離れると、撮影ができない
  ⇒所用時間約15分間のため、姿勢保持が困難な場合は、看護師が後ろから頭部を固定し介助する
! 造影剤が血管内に入った瞬間から撮影が始まるため、ORTさんとの連携が必要
! 造影剤投与後に嘔気・嘔吐・くしゃみ・蕁麻疹・瘙痒感などのアレルギー症状がでることもある。時にアナフィラキシーショックを起こすことがあり、救急コールが必要になることもある。病棟帰室後は、遅発性のアレルギー症状の有無に注意が必要。
! ヨードアレルギーがある場合は、インドシニアグリーンが禁忌。

図2　医療スタッフ用の眼底血管造影検査マニュアル概要[2]

1 眼底血管造影検査に使用する薬剤の特徴

・フルオレセインナトリウム

網膜に病変が現れる疾患に使用される。全副作用の発現率は1.1～11.2％で、軽症の嘔気や嘔吐、重症のアナフィラキシー／アナフィラキシー様ショックほとんどすべての症状が一定の頻度でみられている。肝臓で代謝されて大部分は尿中から排泄されるが，皮膚の染色は静注後2時間、尿の変色は約24時間続くため、検査時には説明が必要である。

・インドシアニングリーン

脈絡膜にまで病変が及ぶ疾患に使用され、全副作用の発現率は0.05～0.68％で、全体的にフルオレセインナトリウムよりも副作用の頻度が低く、また重症副作用は少ない。ただし、フルオレセインナトリウムと併用することが多く、副作用は同様に注意する必要がある。

眼科領域における造影検査の看護の実際

ここでは眼底血管造影検査の看護の実際について述べる。看護師は先述した眼底血管造影検査の概要を把握し、以下の項目を援助する。

①検査室の整備検査：救急用器具と薬剤の準備

医師と協働して、

②既往症の聴取，副作用の予測を含む全身状態の検討

③検査の説明、インフォームドコンセントの実施

④検査前の血圧測定，血管確保，造影実施前の予備テスト

⑤医師の指示に基づく注入速度の検討

⑥被検者の観察，副作用に対する対策・準備

⑦検査後の血圧測定、副作用報告

造影剤の副作用対応は、「造影剤について：重篤な副作用の初期症状と初期対応」の項を参照されたい。③の検査説明では、静脈に血管確保を行い、造影剤を静脈投与すること、眼底の連続撮影を行うこと、検査後に起こる異常として、フルオレセインナトリウム注射後には最初の排尿時に黄色の尿が出ること、皮膚の黄染が2～3時間続くこと、尿の着色が翌日も続くことなどを説明する。また、検査中に嘔気、掻痒感など異常があればすぐに知らせるよう説明して、副作用の対応ができる状況であることも被検者に伝え、検査に対する不安を緩和する。

（古谷和紀）

引用・参考文献

1）日本眼科学会眼底造影実施基準策定委員会：眼底血 管造影実施基準．日眼会誌、106：121-127, 2002.

2）京都大学医学部附属病院眼科：医療スタッフ用の眼底血管造影検査マニュアル.

各　論

造影剤についての看護の注意点

はじめに

　レベルⅢD認定プログラムでは、看護師が安全に造影剤の静脈注射を行うために造影検査に伴う即時性・遅発性の副作用、造影剤の血管外漏出など、リスク出現時に適切に対応できるよう教育している。

造影CT検査における看護上の注意点

1　造影CTで使用される非イオンヨード剤の特徴と取扱い

①造影剤を温めることで粘稠度が低下し注入しやすくなり、血管への刺激が和らげられるため、加温する。

②造影剤は粘稠度が高く、自動注入器（インジェクター）による急速注入を行うため、耐圧の連結チューブを使用する。

③細菌繁殖防止のため、造影剤の開封は使用直前に行う。

④ビグアナイド系糖尿病薬との併用により乳酸アシドーシスを起こすことがあるため、腎障害の既往と投与後の腎機能低下に注意する。

2　患者への説明

①造影検査中に即時性の副作用症状があればすぐに合図するよう説明する。

②血管内投与された造影剤は主に尿中に排泄される（1時間で約50％、24時間で93～98％）。検査後は、水分制限のある患者を除き、通常摂取の水分量にプラスして500mLのペットボトル1本分の水分を摂るよう説明する。

3　造影検査実施時の安全確認

①末梢静脈ライン確保を行う場合、CV-ポートやシャント留置側、乳がん術後側、麻痺側などを避ける。

②自動注入器（インジェクター）の圧モニターで血管内圧力の確認を行う。
③造影剤の注入速度が4mL/秒以上の場合は、造影剤の血管外漏出の早期発見のため、モレ検知サポートシステム*を使用する。
④CVポートからの造影剤注入時は、インジェクター対応可能なパワーポートを使用する。安全が確認できない場合にはパワーポートを使用しての造影剤注入は行わない。
　（1）　パワーポート®挿入の確認（**図1**）
　　　①カルテ情報から、パワーポート®埋め込みを確認する。
　　　②触診でパワーポート®上部のパルペーションポイント・三角形を確認する（**図2**）。
　　　③X線透視で形状を確認する。

＊モレ検知サポートシステム：赤外線などを用いて造影剤の漏出を早期に発見する機器

4　アレルギー症状出現時の対応

　アレルギー症状出現時の副作用には即時性副作用と遅発性副作用がある。そして以下のようなケアを行う。
即時性副作用：造影剤注入中あるいは、注入直後に発生する副作用
〈軽症〉熱感、嘔気、嘔吐、くしゃみ、咳、かゆみ、発赤、蕁麻疹
〈重症〉血圧低下、ショック、アナフィラキシー症状、喉頭浮腫、呼吸停止
遅発性副作用：投与後30〜60分から1週間後に生じる副作用
　発疹、痒み、嘔気、嘔吐、頭痛、筋肉痛、発熱、めまいなど（自然治癒傾向が強く通常は治療を必要としない）。
①症状・徴候を観察したらただちにバイタルサインを測定する。
②患者のそばを離れず応援を要請し、医師に報告する。
③必要時コードブルー（緊急コール）を要請する。
④心電図モニター装着、救急カートの準備、救急蘇生を行う。
⑤末梢静脈ラインに残っている造影剤を吸引し、新しい輸液ラインを用いて指示薬を投与する。
⑥アナフィラキシー反応が疑われる場合、第一選択としてエピネフリ

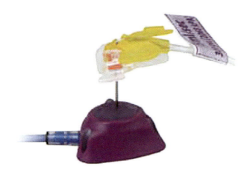

図1　パワーポートとパワーロック

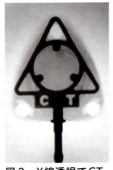

図2　X線透視でCTマークを確認

ン0.3mLを筋注する。βブロッカーを併用する場合は、アナフィラキシー反応に対するアドレナリン（エピネフリン）の効果が減弱するため、グルカゴンを使用する。

⑦患者観察を継続する。

⑧記録を行う。

5 血管外漏出への対応

自動注入器（インジェクター）を用いて造影剤を2〜4mL/秒で急速に注入するため、血管外へ漏出する可能性が高くなる。造影剤の血管外漏出時には以下の対処を行う。

①漏出部位の観察
  （1）造影剤の漏出量、漏出範囲（可能であれば、マーキングを行う）
  （2）疼痛・腫脹・水泡・感覚障害・運動障害など、漏出部位の症状

②末梢静脈ラインの抜針

組織に浸潤している薬剤をできる限り回収するために3mL程度の血液を吸引し、ルート内を陰圧にして抜針する。

③担当医師への報告。

④医師からの指示による局所の冷罨法。

6 造影剤腎症の予防

腎機能障害の発症予防目的で2012年に『腎機能障害患者におけるヨード造影剤使用に関するガイドライン』が作成された。造影剤腎症のリスクが高い場合には代替え検査が推奨されている。造影CT時の腎機能障害時の対応フローチャートを図3に、研修の様子を図4に示す。

１ 腎機能障害の有無の確認

カルテから検査前3か月以内の腎機能データを確認し、eGFRで評価する。腎機能評価ができないときは、放射線診断科医師の判断により、造影剤を必要最低限に減量することがある（小児ではeGFRの値が不正確なため、対象年令は18歳以上とする）。

２ 腎機能低下時の対応

検査後に水分・食事の摂取、内服薬、造影剤の副作用、当院への連絡方法などを説明する。

①高リスクeGFR＜30

造影検査を行わず、単純CTもしくは代替検査へ変更する。

②中リスク45≦eGFR＜60

検査前後の十分な水分経口摂取を行うよう説明する。30≦eGFR

```
対象：18歳以上
期間：造影検査前3ヶ月以内（入院では1週間以内が望ましい）
方法：sCrから求めたeGFR（単位 mL/min/1.73m²）を基準とする
```

高リスク eGFR<30	中リスク 30≦eGFR<60	低リスク 60≦eGFR
造影検査は行わない 単純CTもしくは代替検査へ変更する 造影が必須と判断される場合は、依頼医は検査前、腎臓内科当番医に必要な対応をコンサルトする	45≦eGFR<60では、検査前後の十分な水分経口摂取を行う 30≦eGFR<45では、輸液による水分負荷が必要。	検査前後の十分な水分摂取を行う

フォローアップ（検査後48-72hにsCr測定を行う）
　　必須　eGFR<30
　　推奨　30≦eGFR<60

（安全管理マニュアル　造影剤腎症予防対策より抜粋）

図3　腎機能障害時の対応フローチャート（造影CT）

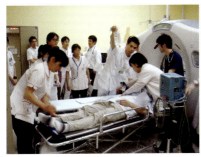
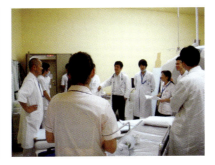

図4　MRIの研修場面

<45の場合は輸液による水分負荷が必要であるため、検査前後の補液を行う。

③低リスク 60≦eGFR

　検査前後の十分な水分経口摂取を行うよう説明する。

7　造影剤の投与量減量の留意点

　造影剤投与量は造影剤腎症（contrast-induced nephropathy；CIN）発症のリスクファクターの1つであり、投与量は必要最小限度にすることが推奨されている。造影剤は医師により剤投与量が決定される。看護師は投与量の減量や濃度の指示を確認する。

8 ビグアナイド系糖尿病薬を服用中の患者に対するヨード造影剤投与

　糖尿病薬のうち、ビグアナイド系糖尿病薬では、造影剤投与で一過性に腎機能が低下することにより、極めてまれに重篤な副作用として乳酸アシドーシスを発症する可能性が報告されている。ビグアナイド系糖尿病薬を服用している場合、腎機能が正常であっても少なくとも造影検査後48時間の休薬が推奨されている。

造影MRI検査における看護上の注意点

1 造影MRI検査に使用する造影剤の特徴

　造影MRI検査に使用する造影剤の特徴は以下の通りである。造影MRI時の腎機能障害時の対応フローチャートを**図5**に、研修の様子を**図6**に示す。

①MRI検査に使用する造影剤には、ガドリニウム、鉄・マンガンで静脈投与するものと経口投与するものの2種類があるため、投与方法を確認する。

②静脈から投与された造影剤は主に尿中に排泄されるが、胆汁中に排泄されるものもある。

③造影CT検査とは異なり、水分負荷でNSF（nephrogenic systemic fibrosis：腎性全身性線維症）の予防ができるというエビデンスはない。

2 アレルギー症状出現時の対応

　副作用症状の観察は造影CT検査と同様であるが、加えてMRI撮影室内は強い磁場環境であることを念頭におく必要がある。MRI非対応の機器を検査室内に入れるとガントリーに引き込まれ、大事故につながる可能性が高い。

①手技手順は造影CT検査のアレルギー症状出現時の対応に準ずる。

②可能であれば、患者をMRI室内から磁場の影響のない場所へ移動させて処置を行う。

③検査室外への移動が無理な場合は、救急カートやモニターなど、MRI非対応機器を検査室内に入れないよう注意する。

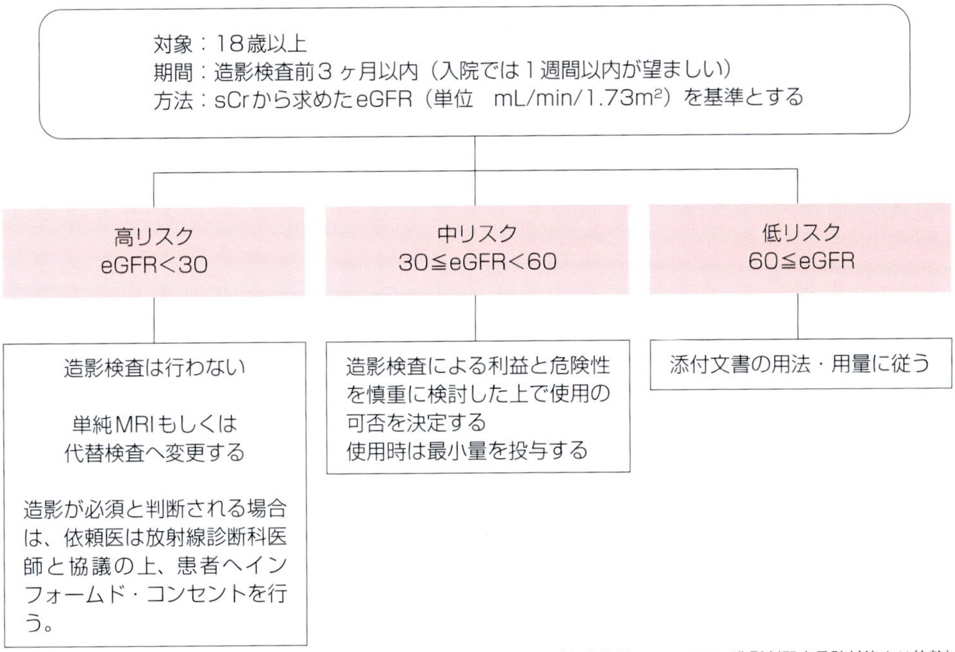

対象：18歳以上
期間：造影検査前3ヶ月以内（入院では1週間以内が望ましい）
方法：sCrから求めたeGFR（単位 mL/min/1.73m^2）を基準とする

高リスク eGFR＜30	中リスク 30≦eGFR＜60	低リスク 60≦eGFR
造影検査は行わない 単純MRIもしくは代替検査へ変更する 造影が必須と判断される場合は、依頼医は放射線診断科医師と協議の上、患者へインフォームド・コンセントを行う。	造影検査による利益と危険性を慎重に検討した上で使用の可否を決定する 使用時は最小量を投与する	添付文書の用法・用量に従う

（安全管理マニュアル　造影剤腎症予防対策より抜粋）

図5　腎機能障害時の対応フローチャート（造影MRI）

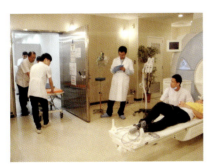

図6　CTの研修場面

シミュレーション・BLS研修

　造影検査に携わるすべての職種とともに、副作用出現時にすみやかに対応できるよう、シミュレーション・BLS研修を定期的に開催することが求められる。MRI検査室は強力な磁場のため、医療事故が起こりやすい。患者の急変時にコードブルーを要請した場合は入室時の安全確認を含め、救急部医師や関連部署と連携をとりながら対応することが重要である。シミュレーション研修チェック用紙を**図7**に示す。

（龍野和恵、藤井尚子）

模擬診断　チェックリスト

症例

疾患想定：アナフィラキシーショック（50歳　女性　ADL自立）
急変発生時　：造影剤検査終了後立ち上がろうとしてその場に崩れる。
意識　　　　：JCSI-1→II-30へ。なんとか発語可能。顔色赤い。末梢は暖かい。
初期バイタル：BP84/60mmHg　HR120bpm　RR30/分　SpO$_2$測定できず
観察　　　　：喘鳴あり。息苦しさで起坐位になりたがる。
詳しい病歴　：多発転移疑いで造影PETCT。消化器内科受診中。生来健康。喘息なし。

　　　　　　　行動チェックリスト

受講者

評価者

Step1：動き出す

□　反応を確認した
□　助けを求めた
□　ABCを確認した
　　□　気道（□会話　□上気道呼吸音）
　　□　呼吸（□見て聞いて感じて）
　　□　循環（□皮膚触診　□発汗　□脈拍触知）
□　至適退位をとった
　　○側臥位　○坐位
□　バイタルサインを確認した
　　□血圧　□脈拍　□呼吸数　□SpO$_2$　□体温

□　救急部に助けを求めた

□　O：酸素投与を開始した
□　リザーバーマスクで10L/分以上で指示した
☆HARM　酸素投与が遅れた　or　不十分
　　　　　　　→意識レベル更に低下する
□　M：モニター装着を指示した
　　□心電図モニター　□SpO$_2$モニター
□Ｉ：静脈路を確保した（□細胞外液）

Step2：集める

□　既往歴
　　□心疾患の既往　□呼吸器疾患の既往
　　□アレルギー歴（□過去の同様の症状の有無）
□　身体所見
　　□全身の皮膚発赤　□全身の皮疹・膨疹
　　□胸部聴診（□上気道狭窄音　□喘鳴）
　　□浮腫の有無（□眼瞼　□下腿）

Step3：決断する

□アナフィラキシーショックと判断した
□速やかにアドレナリンを投与した
　　○0.3mg筋注　○0.1mg静注
☆HARM　身体所見に時間をかけ過ぎ
　　　　　アドレナリン投与が遅れた
☆HARM　他の薬剤を優先した
　　　　　→意識レベル更に低下する

□　担当診療科に連絡した

□　初期治療についての知識確認
　　□アドレナリンは5分ごとに追加可
　　□H1 blocker投与（クロール・トリメトン等）
　　□H2 blocker投与（ガスター、ザンタック等）
　　□ステロイド投与（ソル・メドロール等）

　　□制吐剤（プリンペラン等）

さらに一歩
エピネフリンが効かない時は
グルカゴン投与する！
1～2mgを5分ごとに筋注 or 静注
（βブロッカー使用中の可能性）

Do no harm

□エピネフリン投与前の病歴、
　身体所見に時間をかけ過ぎ

京都大学医学部附属病院放射線診断科

図7　シミュレーション研修チェック用紙

引用・参考文献
1）京都大学医学部附属病院看護部：静脈注射・輸液認定プログラム技能認定テキスト
　第9版、京都大学医学部附属病院看護部.2015
2）京都大学医学部附属病院医療安全管理部：医療安全マニュアル MRI検査・CT検査・造影検査・RI検査
　における諸注意. 第1.5版、京都大学医学部附属病院医療安全管理部.2017.
3）日本腎臓学会・日本医学放射線学会・日本循環器学会編：集腎障害患者におけるヨード造影剤使用に関
　するガイドライン2012.

各　論

緊急時ブラッドアクセス留置用カテーテルの仕組み

緊急時ブラッドアクセス留置用カテーテルとは

　緊急時ブラッドアクセス留置用カテーテル」とは、「緊急時」に「ブラッドアクセス」として「留置」するためのカテーテルをいう。UKカテーテルと呼ばれることもあるが、この呼称は一般的ではない。その構造により「ダブルルーメンカテーテル」や、商品名として「クイントンカテーテル」と呼ばれることもあるが、本来の目的は、血液浄化の際に必要な大量の血液を送脱血することである。

> カテーテルとは、抗血栓性をもたせるためにウロキナーゼ（UK）を含有する素材でできたカテーテルのこと

> 監修者注
> 　透析などのブラッドアクセスは、厳密は血管内アクセスデバイス（VAD）には含まれないがここでは必要事項として解説する。

緊急時ブラッドアクセス留置用カテーテルの意義

　慢性維持血液透析では、通常、1分間に150〜300mLの血液を脱送血する必要がある。この血液の出入り口を確保することをブラッドアクセスという。多くの維持透析患者では、上肢の動脈と静脈を外科的手術により体内で短絡させ（内シャントという）、大量の動脈血流を静脈に還流させることで静脈を拡張させ、穿刺しやすく、止血しやすく、十分な送脱血を確保できるようなブラッドアクセスをもっている。

　しかしながら、このような内シャントは手術が必要で、しかも作成から使用可能になるまでに一定の期間を要する。「緊急時ブラッドアクセス留置用カテーテル」とは、このようなブラッドアクセスのない患者に対して「緊急的に」カテーテルを「留置」し、安全に血液浄化を行うためのものである。

緊急時ブラッドアクセス留置用カテーテルの構造

　ブラッドアクセスカテーテルは「ダブルルーメン」ともいわれているように、通常は送血用と脱血用の2本のカテーテルがまとまっている（近年は、これに輸液用のカテーテルがまとまったトリプルルーメンやクワッドルーメンも存在する）。そのまとめ方にはメーカー独自

緊急時ブラッドアクセス留置用カテーテルの仕組み　●　89

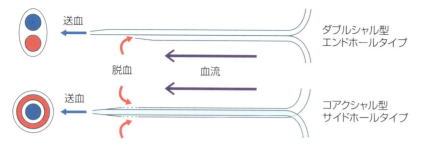

一般的にブラッドアクセス留置用カテーテルは脱血用と送血用カテーテルの2本がまとまった構造をとる。その際、図のように2本が平行にまとまっているダブルアクシャル型と、下図のように2本が同心円状にまとまっているコアクシャル型などがある。また、先端も開口部が血流に向いているエンドホールタイプ（上）と側面にあるサイドホールタイプ（下）がある。

図1　緊急用ブラッドアクセス留置用カテーテルの構造

の工夫がなされているが、基本的には図1のようにカテーテル先端の開口部位置がずれていることで、送血と脱血の血液が短絡しないようになっている。

緊急時ブラッドアクセス留置用カテーテルの留置部位

　カテーテルは通常、体外よりアクセスしやすい静脈、すなわち内頸静脈、鎖骨下静脈、大腿静脈が用いられるが、近年は、鎖骨下静脈は用いられないことが多い。その理由は、カテーテル留置による鎖骨下静脈の血栓閉塞が報告されており、鎖骨下静脈が閉塞してしまうと、その後の上肢の内シャント作成に支障をきたすためである。また、大腿静脈は屈曲が多く、脱血不良やカテーテルの閉塞をきたしやすいため、一般的にはブラッドアクセスを含めた中心静脈留置カテーテルの留置については、安全性の面からも内頸静脈が最も推奨されている[1]。さらに、左内頸静脈は解剖的に屈曲が多く、カテーテルが静脈壁と接して脱血不良が起こりやすいのに対して、右内頸静脈は上大静脈に直線的につながるため、挿入部位の第一選択となっている。

緊急時ブラッドアクセス留置用カテーテル挿入の実際（右内頸静脈の場合）[2]

1 挿入手技に適した部屋
　病室でも挿入可能であるが、個室やパーテーションを用いた十分に清潔な環境内で行うことが推奨されており、当院ではデイサージェリー室を用いることが多い。

2 患者の体位
　患者の顔を左に向けて行う（右内頸静脈からの挿入の場合）。一般的に右内頸静脈は解剖学的指標に沿って走行しているが、位置や深さ

には個人差があるので、まず、エコーにより右内頸静脈の観察を行い、体表面マーキングを行うことが望ましい。ヘッドダウン可能なベッドを使用している場合には、ヘッドダウンをすることにより内頸静脈が拡張して穿刺がより容易になる。

3 消毒

10％ポビドンヨード溶液や0.5％クロルヘキシジンアルコールを用いて行う。原則は穿刺部位を含めて可能な限り広い範囲の消毒である。ポビドンヨードは消毒後によく乾燥させ、清潔ドレープにより十分な術野を確保することが重要である。

4 麻酔および外筒の挿入

これまでは解剖学的指標をもとに挿入していたが、最近は安全性を重視して、エコーガイド下での穿刺が主流になっている。詳細は成書を参照されたい。

5 ガイドワイヤー挿入

挿入は外筒の挿入からガイドワイヤーを用いた留置カテーテル挿入（セルジンガー法）が推奨されている[3]。外筒をもとにガイドワイヤーを挿入する。通常は抵抗なく進むが、抵抗があるときには外筒が不完全に挿入されている場合や迷入している可能性、あるいはガイドワイヤーが鎖骨下静脈に挿入されている可能性を考え、無理をせずに一度ガイドワイヤーを引き抜き、外筒先端がきちんと血管内にあるかを確認する。この確認を怠ると血胸や気胸などの重大な合併症につながる。

ガイドワイヤーが深く入りすぎてしまい右心室まで到達すると不整脈が誘発される。血管内留置の確認として、わざと深くガイドワイヤーを挿入して期外収縮を誘発させることは、致死的不整脈をまねく危険性もあるので絶対に行ってはならない。心電図モニター、動悸の訴えに注意して、不整脈があればすぐにガイドワイヤーを数センチメートル引き抜く。

6 カテーテルの挿入

安全にガイドワイヤーを挿入したら、刺入部に皮膚切開を入れ、ダイレーターをガイドワイヤーに沿ってゆっくり進める。その際、患者の様態を直接確認、あるいはモニターを監視するなど、常に患者の状態に気を配るようにする。また、ガイドワイヤーがダイレーターとともに奥へ挿入されないように留意する。ダイレーターを十分に挿入した後は、刺入部を左手で圧迫しながらダイレーターを引き抜くが、この際にガイドワイヤーも抜けてしまわないように注意する。

最後にガイドワイヤーを介してカテーテルを挿入する。挿入の際にはガイドワイヤーが体内に迷入しないよう、カテーテル遠位端からからガイドワイヤーの端が出てきていることを確認する。できればガイドワイヤーの端を保持しながらカテーテルを挿入する。カテーテルの先端が上大静脈−右心房接合部の大静脈にくるように挿入の深さを調

表1　緊急時ブラッドアクセス留置用カテーテルの挿入中・挿入後に留意すべきこと

カテーテル挿入中に留意すべきこと
- ・動脈の誤穿刺による血腫や持続出血
- ・ガイドワイヤーによる期外収縮
- ・ガイドワイヤーの迷入
- ・気胸、皮下気腫、血胸

カテーテル挿入後に留意すべきこと
- ・カテーテル先端位置異常（迷入・過度な挿入）
- ・使用器具の回収（針、ガイドワイヤー）
- ・刺入部からの出血、刺入部の皮下血腫

整し、固定する。

7 カテーテル挿入直後の管理

　ガイドワイヤー挿入後は、注射器で血液を吸引して送脱血ともに抵抗なく血液が引けることを確認する。またX線撮影にてカテーテル先端位置が適切であること、気胸や血胸がないことを確認する。カテーテルの迷入や屈曲がないのに挿入直後に脱血不良を認める場合は、カテーテルの先端が血管壁に当たっていることがあり、挿入の深さ調整が必要なこともある。

　カテーテル挿入中、挿入直後の注意点を**表1**に示す。

緊急時ブラッドアクセス留置用カテーテルの管理

1 感染

　ブラッドアクセスは、内シャントもカテーテルでも常に感染の危険に曝されているが、カテーテルのほうが感染率は圧倒的に高い。実際、わが国の多施設サーベイランスの結果では1,000透析あたりの感染数は、内シャントが0.10回に対して緊急時ブラッドアクセス留置用カテーテルが13.97回と際立っていた[4]。また、自治医科大学の報告で、トラブルにより抜去されたブラッドアクセス留置用カテーテル65本の検討では、抜去原因の中で最も多かったのは感染で30本（46.2%）、ついで脱血不良の18本（27.9%）カテーテル内血栓の11例（16.9%）という順であった[5]。

　したがって、カテーテルの管理では感染に留意する必要がある。刺入部の感染兆候の有無を逐次チェックし、透析の開始・終了時には無菌操作を徹底することが重要である。カテーテル感染を認めた場合、早期の抜去が望ましい。

2 血栓

　先述のとおり、血栓閉塞によるトラブルでカテーテルを抜去するケースも少なからず存在する。したがって、透析終了時，カテーテル内に内腔容量に見合うヘパリンを充填することが推奨される。実際には、1,000単位/mLのヘパリンを原液のまま使用し、カテーテルの

内容量（多くのカテーテル表面に記載されている）に従って充填するが、当院では、カテーテル操作による感染の機会を減らすため、通常の週3回の透析を行っている場合について、充填は透析終了時のみとしている。透析開始時はカテーテル内の残存ヘパリンや凝血塊の除去を行うことが重要である。

おわりに

　緊急時ブラッドアクセス留置用カテーテル挿入中、および挿入後の注意点や管理の要点を述べた。日本透析学会からもガイドラインが出ている[3]ので参考にしていただきたい。

（松原雄）

ブラッドアクセス留置用カテーテル Q&A

Q1

1日1回ヘパリンロックは必要でしょうか？

A. いいえ

　ブラッドアクセス留置用カテーテルは、中心静脈カテーテルに比べて内径が太く血栓を形成しやすいこと、また、ヘパリン原液を注入してロックしているので、通常の中心静脈カテーテルのヘパリンロックとは手順が違うためです。

Q2

抗生物質の点滴をする際、ブラッドアクセス留置用カテーテルを使用しますか？

A. いいえ

　ブラッドアクセス留置用カテーテルは中心静脈カテーテルに比べて内径が太いため、カテーテル先端から内腔に逆血しやすく閉塞につながります。

緊急時ブラッドアクセス留置用カテーテルの仕組み ● 93

Q3

ブラッドアクセス留置用カテーテルからの採血は正しいですか？

A. いいえ

　透析室での採血は問題ありません。病棟では、エンドトキシン強陽性やPT（プロトロンビン時間）・APTT（活性化部分トロンボプラスチン時間）の延長の結果につながる可能性があり、敗血症やDIC（播種性血管内凝固症候群）と誤診されることがあるためです。逆にDICを発症しているときに、ここから採血すると病態の解釈を間違う可能性があります。

（中田和美）

引用・参考文献

1）David C. McGee, Michael K. Gould :Preventing Complications of Central Venous Catheterization. N Engl J Med, 2003 ; 348 : 1123-33.
2）内野敬、中井宏昌、東仲宜：血管内カテーテル留置法．大平整爾編、バスキュラーアクセスを極める　その作成とマネジメント、p.227～237、日本メディカルセンター、2015.
3）2011年版社団法人日本透析医学会　慢性血液透析用バスキュラーアクセスの作製および修復に関するガイドライン．透析会誌、44：855～937, 2011.
4）森兼啓太：バスキュラーアクセス感染率．透析ケア、16(10)：64, 2010.
5）内田隆行、安藤勝信他：短期型バスキュラーアクセスにおける合併症の比較検討．透析会誌、44：229～235, 2011.

第3章

IVナース
アドバンスプログラム
レクチャー編 2

- アナフィラキシーについて ·· 96
- テープ固定時の皮膚障害の予防 ·· 103
- 一次救命処置（BLS） ··· 113

各論

アナフィラキシーについて

はじめに

京都大学医学部附属病院（以下、当院）アドバンスド・レベルⅢ認定プログラムの講義には、今後臨床の現場で抗腫瘍薬、生物学的製剤、抗菌薬、造影剤などを患者に投与する機会が多くなる受講生の皆さんにとって、重篤な副作用や合併症などについて理解しておくべき重要事項が多数含まれている。なかでも特にアナフィラキシーショックは緊急性が高く、迅速な初期対応が求められる疾患である。

もし、外来や病棟でこのような患者が発生した場合でも、あわてず落ち着いて適切な対応をとることができるよう、これからしっかりと学習しなければならない。重症例において心肺停止状態となってしまった場合、患者に対して行う胸骨圧迫、AED使用法、薬剤の選択などは日頃から十分な準備が必要である。また、最新のAHA（米国心臓協会）ガイドラインに準拠したテキストや、職場のグループ学習などで知識や手技、プロトコールなどを確認あるいはアップデートをして、普段からトレーニングをして備えることはとても大切なことである。

アナフィラキシーの定義

アナフィラキシーガイドライン（日本アレルギー学会）によると、アナフィラキシーおよびアナフィラキシーショックは以下のように定義されている。

【アナフィラキシー】

アレルゲン等の侵入により、複数臓器に全身性にアレルギー症状が惹起され、生命に危機を与え得る過敏反応

【アナフィラキシーショック】

アナフィラキシーに血圧低下や意識障害を伴った場合

アナフィラキシーショックは全身性にアレルギー症状が起こり、さらに循環動態や意識レベル悪化など、著しく生命に危機が及ぶような

極めて深刻な状態であることが十分理解できるだろう。わが国におけるアナフィラキシーショックによる年間死亡数は、52人（2014年）と報告されている（**表1**）。

アナフィラキシーの誘因のうち、代表的なものを以下にあげる。

①食物（鶏卵、乳製品、小麦、蕎麦、ピーナッツの順に多い）

②蜂（アシナガバチ、スズメバチ、ミツバチの順に多い）、アリの毒

③抗菌薬、生物学的製剤、NSAIDs、造影剤などの薬物

※NSAIDs（nonsteroidal anti-inflammatory drugs；非ステロイド性抗炎症薬）

④天然ゴム（ラテックス）

　このアレルギーがある患者のなかには、栗、バナナ、アボカド、キウイなどを摂取した際にアナフィラキシー、気管支喘息、蕁麻疹、口腔アレルギー症候群などをきたす人もいる。これを「ラテックス-フルーツ症候群」と呼んでいる。

⑤運動

　小麦や甲殻類などの原因食物を摂取して4時間以内に運動をした際に発症することが多いといわれており、「食物依存性運動誘発アナフィラキシー」という。

　アナフィラキシーは主に特異的IgE抗体が関与する免疫学的機序によるものが多く（上記①②③④）、他にIgEが関与しない免疫学的機序（上記③の一部）や、非免疫学的機序（上記⑤）によるものなどがあり、NSAIDsや造影剤などは複数の機序が関与しているといわれている。

表1　使用製剤・症状別副作用報告数（対供給本数に対する頻度）（2016年）

製剤	血小板製剤	赤血球製剤*	血漿製剤
供給本数	833,362	3,282,335	845,135
蕁麻疹等	200件（約1/ 4,200）	104件（約1/ 32,000）	95件（約1/ 10,000）
発熱	40件（約1/ 21,000）	100件（約1/ 33,000）	7件（約1/140,000）
血圧低下	27件（約1/ 31,000）	60件（約1/ 55,000）	17件（約1/ 56,000）
アナフィラキシー	79件（約1/ 11,000）	55件（約1/ 60,000）	19件（約1/ 50,000）
アナフィラキシーショック	135件（約1/ 6,200）	45件（約1/ 73,000）	72件（約1/ 13,000）
呼吸困難	30件（約1/ 28,000）	91件（約1/ 36,000）	8件（約1/120,000）
TRALI	1件（約1/830,000）	0件	4件（約1/240,000）
TACO	8件（約1/100,000）	21件（約1/160,000）	4件（約1/240,000）
その他副作用	39件（約1/ 21,000）	63件（約1/ 52,000）	7件（約1/140,000）
計	559件（約1/ 1,500）	539件（約1/ 6,100）	233件（約1/ 4,100）

※【TRALI（Transfusion-related acute lung injury；輸血関連急性肺障害）】
輸血中あるいは輸血後6時間以内（多くは1～2時間以内）に発症する急性の肺障害であり、低酸素血症、呼吸困難を認める。胸部X線上、両側肺浸潤が認められる。循環負荷などは認めない。発熱、血圧低下を伴うこともある。
※【TACO（Transfusion associated circulatory overload；輸血関連循環過負荷）】
輸血に伴う循環負荷によるうっ血性心不全であり、呼吸困難、頻脈、血圧上昇などを認める。胸部X線で肺うっ血像を認める。

（日本赤十字社：輸血情報　http://www.jrc.or.jp/mr/news/pdf/輸血情報_1707_155pdfより引用）

アナフィラキシーの症状

アナフィラキシーの症状は非常に多くの臓器に発現し、多岐にわたることを理解しておく。これらは突然発症が特徴であり、症状は患者によってもさまざまで、同じ患者でも病歴ごとに異なることさえあり、症状がわずかしか出現しない場合もある。

表2の皮膚・粘膜症状は、アナフィラキシーを早期認識することに役立つよう作成されており、多くの臓器へ急速に進行する可能性を示したもので、患者の重症度を表しているものではない。なお、皮膚粘膜症状は80〜90%、呼吸器症状＜70%、消化器症状＜45%、循環器症状＜45%、中枢神経症状＜15%、の割合でみられるという報告がある。

アナフィラキシーの診断

アナフィラキシーが疑われる症状が出現したら、以下のいずれかに当てはまる場合にアナフィラキシーと診断される（**図1**）。

アナフィラキシーの初期対応

アナフィラキシー患者が発生した場合、迅速かつ適切に対応することはとても重要なことである。普段は十分に理解しているつもりでも、実際にそのような現場に遭遇すると頭の中が真っ白になったり、優先順位がわからなくなったりした経験は誰でもあるものである。ここでは患者対応についてフローチャートを利用しながら段階的に手順を確認していく（**図2**）。

① アナフィラキシー患者が発生した場合、抗がん薬、抗菌薬、造影剤など原因と考えられる点滴をしていたら、すぐに投与を中止する。

② 患者に呼びかけたり、軽くたたいたりして刺激しつつ意識状態を評価する。その時に触れながら、末梢の冷感や湿潤があったり、CRT（capillary refill time）が2秒以上であることでショックと判断可能な場合もある。橈骨動脈（80mmHg）*、大腿動脈（70mmHg）*、内頸動脈（60mmHg）*などで脈を触知するか確認し、脈拍数とあわせて循環状態を評価する。

> *（ ）内は触知できない場合の収縮期血圧

また、食物残渣や喀痰などの異物、舌根沈下や気道粘膜浮腫などで気道の狭窄、閉塞がないかどうかも確認する。頭部後屈・顎先挙上・下顎挙上などで気道を確保するのが簡単で一般的な方法である

表2 アナフィラキシーの症状

臓器系統	症状
皮膚・粘膜	紅潮、掻痒感、蕁麻疹、血管浮腫、麻疹様発疹、立毛、眼窩周囲掻痒感/浮腫、環状眼窩周囲紅斑、結膜充血、流涙、口唇/舌/軟口蓋/外耳道の掻痒感、口唇/舌/口蓋垂の浮腫、会陰/手掌/足底の掻痒感
呼吸器	鼻掻痒感、鼻閉、鼻汁、くしゃみ、咽頭掻痒感/絞扼感、発生障害、嗄声、喘鳴(上気道由来・頚部に聴取)、断続的乾性咳嗽 【下気道】：呼吸数増加、息切れ、胸部絞扼感、激しい咳嗽、喘鳴/気管支痙攣(呼気または吸気呼気両方で胸部に聴取)、ピークフロー減少、チアノーゼ、呼吸停止
消化器	嚥下障害、嘔気・嘔吐(粘性)、下痢、腹痛
循環器	胸痛、頻脈・徐脈、不整脈、動悸、血圧低下、失神、失禁、ショック、心停止
中枢神経	切迫した破滅感、不安(乳幼児、小児では突然の行動変化：かんしゃく、遊ぶのをやめる、しがみつく)；拍動性頭痛(エピネフリン投与前)、意識変容、浮動性めまい、錯乱、トンネル視野
その他	金属味、女性では子宮収縮による生理痛と出血

(Simons et al.,:World Allergy Organization anaphylaxis guidelines をもとに作成)

①皮膚症状または粘膜症状のいずれかが存在し、急速に(数分～数時間)発現する症状で、かつ呼吸器症状または循環器症状の少なくとも1つを伴う場合

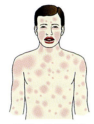
皮膚・粘膜症状

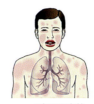
a．呼吸器症状
(呼吸困難、気道狭窄、喘鳴、低酸素血症)

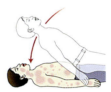
b．循環器症状
(血圧低下、意識障害)

皮膚・粘膜症状(全身の蕁麻疹、掻痒または顔面紅潮、口唇・舌・口蓋垂浮腫)
a．呼吸器症状(呼吸困難、喘鳴、咳嗽、気道狭窄、低酸素血症)
b．循環器症状(血圧低下、意識障害、失禁)

②一般的にアレルゲンとなり得るものに曝露されたあと、急速に(数分～数時間)発現する症状で、皮膚・粘膜症状、呼吸器症状、循環器症状、持続する消化器症状のうち2つ以上を伴う場合

a．皮膚・粘膜症状
(全身の発疹、掻痒、紅潮、浮腫)

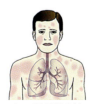
b．呼吸器症状
(呼吸困難、気道狭窄、喘鳴、低酸素血症)

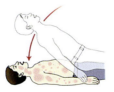
c．循環器症状
(血圧低下、意識障害)

d．持続する消化器症状
(腹部疝痛、嘔吐)

③アレルゲン曝露後の急速な(数分～数時間)血圧低下をきたす場合
収縮期血圧低下の定義：平常時血圧の70%未満または下記
　　　　　　　　　生後1カ月～11カ月 ＜70mmHg
　　　　　　　　　1～10歳　　　　　＜70mmHg＋(2×年齢)
　　　　　　　　　11歳～成人　　　　＜90mmHg

(Simons et al.,：World Allergy Organization anaphylaxis guidelones.)

図1　アナフィラキシーの診断

①	アナフィラキシーの原因となる点滴があれば、ただちに投与を中止する
②	循環（Circulation）、気道（Airway）、呼吸（Breathing）の評価 意識レベルや皮膚の状態確認 エピネフリン投与
③	緊急コール（コードブルーなど）、周囲に応援要請、AED、救急カートの準備 患者を仰臥位にして下肢を挙上する（嘔吐などあれば回復体位） ※これらは迅速かつ同時に行う
④	適切な方法で気道確保（頭部後屈・あご先挙上、エアウェイなど） 必要であれば酸素投与開始（6〜8Lマスク）
⑤	静脈路確保（なるべく20G）、生理食塩液1,000mL投与。 （輸液開始5〜10分間の投与量は、成人5〜10mL/kg、小児10mL/kg）
⑥	必要であれば胸骨圧迫を開始、心肺蘇生を行う
⑦	バイタルサインは短い間隔で確認する（循環：血圧／心拍数／末梢冷感・湿潤、呼吸：呼吸音／回数／Spo$_2$、気道、皮疹、意識障害などを評価）

図2　アナフィラキシー患者対応マニュアル

(Simons et al.,World Allergy Organization anaphylaxis guidelinesをもとに作成)

が、経鼻・経口エアウェイ、気管チューブなどを必要に応じて用いることがある。気道粘膜浮腫などで気道を確保することが困難な場合には、輪状甲状靱帯穿刺や輪状甲状靱帯切開などを行うことも考慮する。

③ エピネフリンが使用可能であればただちに投与を行う。緊急コールを行い、患者急変であることを救急科医師へ伝える。また、周囲のスタッフに応援を要請し、AED、救急カートの準備を依頼することも必要である。患者を仰臥位にして下肢挙上、嘔吐があれば回復体位を取らせ、可能であれば吸引を行う。これらすべてを迅速かつ同時進行で実施することが重要である。

④ 適切な方法で気道確保（頭部後屈・あご先挙上、エアウェイなど）を行い、必要に応じて酸素投与（6〜8L/min）を開始する。

⑤ ショック状態であれば両前腕に静脈路確保をすることが一般的であるが、状況に応じて骨髄針やCVカテーテルなどの利用も考慮し、初期輸液として生理食塩液1,000mLを投与する（開始5〜10分

間の投与量は、成人5〜10mL/kg、小児10mL/kg）。

⑥　呼びかけに反応がない、内頸動脈を触知しない場合などはただちに胸骨圧迫を開始し、アドレナリン1mg静注なども含めた心肺蘇生を行うことが重要である。

⑦　バイタルサインは短い間隔で確認する。②で実施した意識状態や循環状態（血圧/心拍数/末梢冷感・湿潤/CRT）の評価、気道確保（頭部後屈/あご先挙上/下顎挙上/経鼻・経口エアウェイ/気管チューブ）、呼吸状態（呼吸音/呼吸回数/SpO_2）の評価や、皮膚の状態（皮疹/掻痒感）などの経過をしっかり記録することも大変重要である。

アナフィラキシーの薬物治療

※小児*：ここでは年齢にかかわらず、思春期前の体重35〜40kg以下の患者と定義する。

①第一選択薬★★★

最も重要な治療薬は、エピネフリン（アドレナリン）である。ここではエピネフリンの主な作用について確認しておく。

エピネフリン筋注（大腿前外側中間）投与量は0.01mg/kg、最大投与量は成人0.5mg、小児0.3mg）である。

エピネフリンの薬理作用には、以下のようなものがある。

①α_1受容体

血管平滑筋に分布。血管収縮により末梢抵抗を増大し血圧を上昇させたり、気道粘膜浮腫を減少させる。

②β_1受容体

心収縮力や心拍数を増加させる。

③β_2受容体

メディエーター放出を抑制し、気管支を拡張させる。

※アナフィラキシーの既往がある患者は、自己注射薬を携帯している場合があるので、緊急時に本人が注射を打てない場合はそれを使用してもかまわない。

②第二選択薬★★

抗ヒスタミン薬、β_2刺激薬、H_2ブロッカー、ステロイドが使用される。ステロイドは作用発現に数時間要するため、救命目的よりはむしろ遷延性、二相性アナフィラキシーの予防目的に投与される。

【抗ヒスタミン薬/H_1ブロッカー】

・静注：クロルフェニラミン（ポララミン®など）　成人10mg、小児*2.5〜5mg静注

　　　　ジフェンヒドラミン　成人25〜50mg（1mg/kg）、小児*最大投与量50mg

・経口：セチリジン（ジルテック®など）

アナフィラキシーについて　●　101

【抗ヒスタミン薬/H₂ブロッカー】
・静注：ラニチジン　成人50mg（または1mg/kg）、小児*最大投与量50mg

H₂ブロッカーは、アメリカ、カナダでアナフィラキシー治療に使用されることがある（当院でも使用している）

【β₂刺激薬】
・吸入：サルブタモール吸入液（ベネトリン®、サルタノール®など）成人2.5mg/3mLまたは5mg/3mL、小児2.5mg/3mLをネブライザーおよびマスクで投与

【ステロイド】
・静注：コルチゾール（ヒドロコルチゾン）　成人200mg、小児*最大投与量100mg
　　　　メチルプレドニゾロン　成人50〜100mg（1mg/kg）、小児*最大投与量50mg

6時間ごとに反復投与し、軽症患者に対してはプレドニゾロン0.5〜1mg/kg（最大50mg）を経口投与することがある。いずれの場合も通常は症状が消失したら漸減あるいは中止する。

アスピリン、NSAIDsで喘息発作のアレルギー歴がある場合には、リン酸エステル型ステロイド（ハイドロコートン®、デカドロン®、リンデロン®など）を選択する。コハク酸エステル型ステロイド（サクシゾン、水溶性プレドニン、ソル・コーテフ、ソル・メドロールなど）は原則禁忌となっている。

（森　智治）

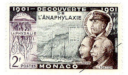

図3　アナフィラキシー発見50周年記念切手（1953年モナコ公国発行）

カツオノエボシ(Physalia physalis)とアルベール1世のヨットHirondelle II号

紙幣右上のモナコ大公アルベール1世(Prince Albert I：1848-1922)は海をこよなく愛したことから『Prince of the Seas』として親しまれた。所有する調査船で科学者やスタッフを率いて28回もの遠征を行った海洋学者、海洋生物学者でもあった。

紙幣右下のポール・ポワティエ(Paul Poitie：1866-1962)はフランスの生理学者。1898年にアルベール1世の調査へ参加することになった。リシェとともにカツオノエボシの研究

紙幣左下のシャルル・ロベール・リシェ(Charles Robert Richet：1850〜1935)はフランスの生理学者。1901年にアルベール1世の調査へ参加、アナフィラキシーに関する研究で1913年にノーベル生理学・医学賞を受賞した。

引用・参考文献

1) S. G. Cohen, M. Zelaya-Quesada, Portier, Richet, and the discovery of anaphylaxis: a centennial. J Allergy Clin Immunol, 110, 331-336, 2002.
2) F. E. Simons et al.：World Allergy Organization anaphylaxis guidelines: summary. J Allergy Clin Immunol, 127, 587-593. e581-522, 2011.
3) Anaphylaxis対策特別委員会：アナフィラキシーガイドライン，日本アレルギー学会，2014.
4) 日本赤十字社：輸血情報　http://www.jrc.or.jp/mr/news/pdf/輸血情報_1707_155.pdf（2017/09/19参照）
5) 海老澤元宏：アナフィラキシーガイドライン：初期対応と再発予防の重要性．アレルギー，64(1)：24-31，2015.
6) 重篤副作用疾患別対応マニュアル．アナフィラキシー．厚生労働省（平成20年3月）．
7) 厚生労働省：平成26年人口動態統計「死亡数，性・死因（死因基本分類）別」http://www.e-stat.go.jp/SG1/estat/List.do?lid=000001137965（2017/09/19参照）
8) 森智治他：第3章疾患・病態別にみたステロイドの選び方・使い方．ステロイド療法の極意、じほう、2017.
9) Oceanographic Museum of Monaco
https://www.oceano.mc/en/presentation/the-oceanographic-museum/the-career-of-a-navigator（2017/09/19参照）

各　論

テープ固定時の皮膚障害の予防

はじめに

　輸液療法時のディバイスの固定時は、静脈炎や血管外漏出、その周囲組織障害がないか、カテーテル刺入部やポート部に感染徴候がないかが観察でき、かつ点滴中に事故（自己）抜去しないようにしっかりと皮膚に固定することが求められる。したがって、刺入部の固定にはフィルムドレッシング材（以下、フィルム材）、カテーテル部分の固定にはある程度の粘着力のある医療用粘着テープが用いられる。しかし、その固定のためのフィルム材やテープでしばしば皮膚障害が起こる。本稿では、テープが皮膚に与える影響をふまえ、テープとフィルム材の正しい貼り方、剥がし方について述べる。

　医療用粘着材（adhesive）による皮膚障害を総称してMARSI (Medical Adhesive Related Skin Injury) という。

テープの構造

　テープは基材、粘着剤で構成されている。基材は紙、不織布、フィルム、布、プラスティックなどの種類がある（図1）。粘着剤には主に、ゴム系、アクリル系、シリコーン系があり

　皮膚に貼りつく重要な部分なので、かぶれやアレルギーの少ない材料が選ばれている。

　医療用のテープでは、通気性を確保するために、基材フィルムに無数の小さな穴を開けたり、不織布など繊維を使うなどの工夫がされている。最近では、皮膚の不感蒸泄をできるだけ妨げない高性能の粘着剤やフィルム材が開発され、皮膚の浸軟が起こりにくいものもあるが（図2）、それでも皮膚障害は完全に防ぐことはできない。テープ固定時の皮膚への影響を理解し、皮膚障害の予防が重要である。

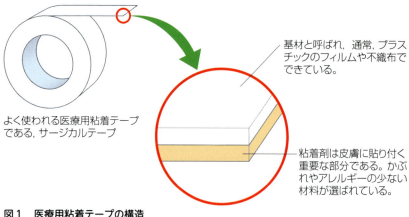

図1 医療用粘着テープの構造

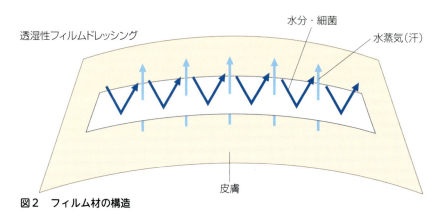

図2 フィルム材の構造

テープ固定時の皮膚への影響

　皮膚は表皮、真皮、皮下組織、皮膚付属器（爪、毛、毛包、皮脂腺、汗腺）で構成され、表皮の角質層は、細菌や化学物質、紫外線、病原体、物理刺激など外界のさまざまな刺激を体内に侵入させないようにバリア機能を果たしている（**図3**）。

　健常な皮膚においては、1日500mL以上の水分が汗腺から不感蒸泄として放出されている。しかし、テープを貼付し皮膚の不感蒸泄が阻害されると皮膚の角質層の水分が過剰になり、いわゆる浸軟状態になる。浸軟状態では、角質層が本来もつ強い結合力や静菌的な弱酸性環境が崩壊し、物理刺激に脆く、細菌が繁殖し、化学物質も侵入が容易となる。テープ固定時の皮膚障害は、テープにより貼付部皮膚が浸軟状態になったことが1つの要因となっている。

　テープ固定時の皮膚障害の浸軟状態以外の主な要因は、物理的刺激と化学的刺激と細菌の繁殖によるものに分けられる。物理的刺激には、テープを剥がすときに角質や表皮を一緒に剥がしてしまう剥離刺激と、皮膚がテープで固定されることによって境界部の皮膚表面が強

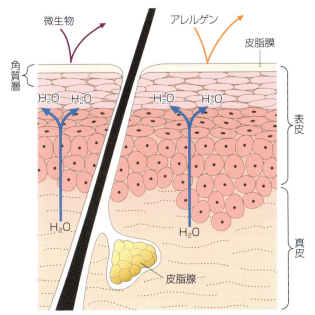

図3　皮膚の構造

く引っ張られて緊張がかかる刺激があります。化学的刺激には、テープの構成成分が皮膚から侵入することによる皮膚炎と以前に感作されている物質が侵入することによるアレルギー反応がある。また、細菌の繁殖はテープ貼付部皮膚が浸軟した状態で、粘着剤や分泌される皮脂、角質で毛穴がふさがれると、毛包で細菌が繁殖しやすくなる。

テープ固定による皮膚障害の原因と対策（図4）

1 浸軟

1 原因

　テープを長時間貼付すると、皮膚からの不感蒸泄が阻害され、角質の水分は過剰となる。浸軟状態では正常な皮膚に比べて皮膚のもつバリア機能が低下するため、化学物質や細菌が皮膚を透過しやすくなり、皮膚炎を生じやすくなる。さらに浸軟した皮膚は、テープを剥がす際に角質もはがれやすくなる。

2 予防策と対処法

　皮膚の浸軟を防ぐためには通気性のよいテープを選び、続けて同一部位に貼付するのを避ける工夫が必要である。

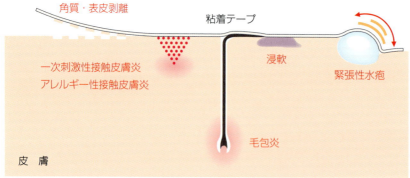

図4　医療用粘着テープによる皮膚障害とその原因

2 緊張性水疱

1 原因
　テープを引っ張りながら貼付すると、テープの収縮力（元の大きさに戻ろうとする力）が持続し、表皮と真皮の間に隙間が生じてその隙間に組織液が溜まり水疱ができてしまう。これはテープが皮膚の動きに追従していない、皮膚を引っ張ってテープを貼付した場合に起こりやすい。

2 予防策と対処法
　皮膚障害予防のためには、貼付時にテープを引き伸ばさないこと、関節可動域など身体の動きの影響を受ける部位のテープ固定時は、伸縮性のあるテープを選択し、屈曲部を少し曲げた状態で貼付するなどの工夫が必要である。
　水疱形成してしまったら、水疱は破らずに創傷被覆材で保護し、テープの固定は位置を変えるようにする。

3 角質・表皮剥離

1 原因
　テープを剥がすときに角質や表皮を一緒にはがしてしまうことがある。これはテープの粘着力が強すぎたり、皮膚の乾燥や浸軟があると起こりやすい。

2 予防策と対処法
　テープを剥がすときは、接着部に近い皮膚を押さえてゆっくりと愛護的にはがすようにする。また、同一部位へ続けて貼付することはなるべく避け、少しでもテープ貼付の位置をずらす、あらかじめテープ貼付部位に皮膚被膜剤を塗布するなどの予防ケアが必要である。
　もし表皮剥離してしまったら、創傷被覆材で保護する。

4 一次刺激性・アレルギー性接触皮膚炎

1 原因

　テープの構成成分もしくはテープ貼付する前に付着していた物質が、テープを貼付することで皮膚に浸透して皮膚炎を起こすことがある。強い刺激物質の1回の接触で起こるものを急性一次刺激性皮膚炎と呼び、弱い刺激物質の繰り返しの接触で起こる皮膚炎を慢性一次刺激性接触皮膚炎と呼ぶ。テープの構成成分の物質に以前に接触し感作されると、もう一度その物質を含むテープに触れるとアレルギー反応を起こす。これをアレルギー性接触皮膚炎と呼ぶ。

2 予防策と対処法

　使用しているテープの使用をすぐに中止して、特定の原因物質との接触を断つ。引き続きテープ固定が必要な場合はテープの種類を変更する。その際、粘着力の強くないテープを選択したり、包帯やネット包帯などでテープ以外の固定方法も検討する。皮膚炎は、医師の指示に従い軟膏など外用剤で治療を行う。

5 毛包炎・感染

1 原因

　テープの粘着剤や分泌される皮脂、角質で皮膚の毛穴がふさがれると、毛包で細菌が増殖し、皮膚が赤くなったりかゆくなったりすることがある。これを毛包炎と呼ぶ。浸軟した皮膚では、毛包以外の周囲皮膚にも細菌が繁殖しやすい環境となる。抗生物質投与による菌交代現象が起こっている場合、化学療法中など免疫不全が起こっている患者は、浸軟した角質層にカンジダ皮膚炎や真菌感染を引き起こすこともある。

2 予防策と対処法

　毛包炎や感染を防ぐためには、通気性・透湿性の高いテープを使用し、皮膚を清潔に保つ必要がある。また、テープ貼付予定部位に硬毛がある場合は、あらかじめ電気カミソリなどで短くカットしておく。そしてできるだけテープ固定は同一部位を避けるように心がける。

　もし毛包炎や感染を認めた場合には、医師の指示に従い治療を行う。

正しいテープの貼り方、剥がし方

　前述のようなテープによる皮膚障害を予防するため、正しい方法でテープ固定、剥離を行うことが大切である。

1 テープの貼り方（図5）

① 皮膚は自然な伸展状態にする。
② テープは引き伸ばさずに、固定したいものの中央から両端に向かって軽く押さえるようにしてテープを皮膚になじませる。その際のテープの長さは必要最低限にする。

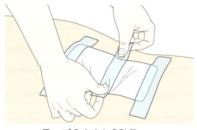
テープの中央から貼る

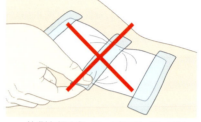
片側を押さえ，テープを引っ張ってはいけない

図5 テープの貼り方

2 テープの剥がし方（図6）

① ゆっくりとテープを折り返して、テープが粘着している付近の皮膚とデバイスを押さえながら、デバイスが抜けてしまわないように注意しながらゆっくりと剥がす。
② 粘着力が強いテープの場合もしくは脆弱な皮膚の患者には、必ず非アルコール性粘着剥離剤を用いて粘着しているテープと皮膚の間に非アルコール性粘着剥離剤を滴下もしくは塗布し、デバイスが抜けないように押さえながらゆっくり剥がす（**図7**）。

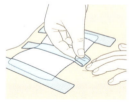
テープの周囲の皮膚を押さえながら，愛護的にゆっくりはがす

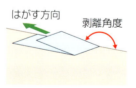
はがす角度を大きくすると皮膚への損傷が防げる

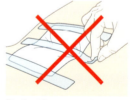
片手で引っ張りながら，はがしてはいけない

図6 テープの良い剥がし方と悪い剥がし方

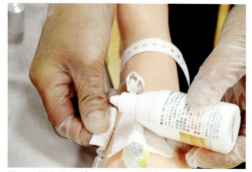

図7 押さえながらゆっくり剥がす

3 フィルム材の剥がし方（図8）

皮膚に対して水平方向に引きながら、デバイスが抜けないように押さえてゆっくり剥がす。脆弱な皮膚の患者には、必ず非アルコール性粘着剥離剤を用いて粘着しているフィルム材と皮膚の間に粘着剥離剤を滴下もしくは塗布し、デバイスが抜けないように押さえながらゆっくりと剥がす。

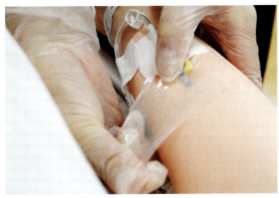

図8　フィルム材の剥がし方

4 スキンケア方法

テープ固定しなおす際には必ず石けんでスキンケアを行い、糊残りや皮脂、汗などの汚れをしっかり落とすようにする。化学療法中は、汗にも抗がん剤成分が含まれるので、しっかり洗い流すか拭き取ることが大切である。デバイスの刺入部付近を避けて周囲皮膚を丁寧にスキンケアする。デバイスの刺入部は適切に消毒する。

テープ固定の実際

持続的に点滴静脈内注射を行う際のデバイスには、末梢静脈留置カテーテル（IVカテーテル）、中心静脈カテーテル（central venous catheter）、中心静脈ポート（central venous por；CVポート）、PICC（peripherally inserted central venous catheter；末梢挿入型中心静脈カテーテル）などがある。ここでは、成人の末梢静脈留置カテーテルの固定と中心静脈カテーテルの固定を解説する。

1 末梢静脈留置カテーテルの固定：成人

❶刺入部をフィルムドレッシング材で固定する。フィルム材にしわやたるみをつくらないように貼付する（図9）。

POINT

脆弱な皮膚の場合は、接続部で皮膚を圧迫しないように、アンダー

ラップを小さくたたんで挟み込むことで、潰瘍の発生を予防する（図10）。

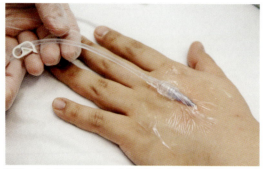

図9　しわやたるみをつくらないように貼付する

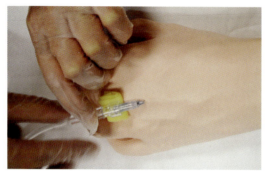

図10　ラップを小さくたたんで潰瘍予防

2 固定用テープで針基を固定する。
POINT

　留置針の針基は隙間ができやすいので、皮膚との隙間が極力少なくなるようにルートを包み込むようにΩ固定する（図11）。そうすることで、引っ張っても簡単に抜けない強度の固定ができる。

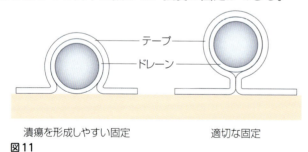

潰瘍を形成しやすい固定　　　適切な固定
図11

3 ループを作るようにもう1か所テープで固定する（図12）。
POINT

　脆弱な皮膚の場合は、フィルムドレッシング材や固定用テープを貼付する部位に、あらかじめ皮膚皮膜剤を塗布してから貼付する。刺入部には滅菌の皮膚皮膜剤を用いる。フィルムドレッシング材や固定用テープにかぶれる場合は、フィルム材やテープ種類の変更を行い、患者の皮膚に合ったもので固定する。

■4 フィルム材の角に、フィルム材に付属している紙テープに日付と針サイズを記入したものを貼付する。

POINT

　フィルム材の角に貼付すると、フィルム材を剥がす際に剥がしやすくなる（**写図13**）。

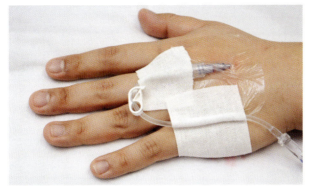

図12　ループをつくるようにもう一か所固定

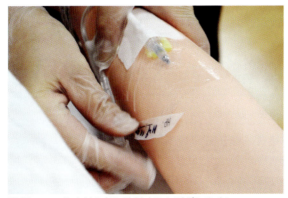

図13　フィルム材の角に貼付すると剥がしやすい

〈交換頻度について〉

　末梢静脈留置カテーテルの固定は、テープが剥がれてきたり、皮膚に異常を認めたり、刺入部が血液や滲出液などで汚染している場合には適宜固定しなおす。長期に留置すると静脈炎のリスクが高まるので、当院では5日ごとに末梢静脈カテーテルの入れ替えを行っている。

中心静脈カテーテルの固定

①消毒薬を用いて、カテーテル刺入部、固定の縫合部を刺入部を中心に外側に向かって円を描くように2-3回消毒する。消毒薬は、皮膚との接触時間を最低2分間確保するように十分に乾かす。

②カテーテルにループをつくって余裕をもたせて、刺入部をフィルム材で固定する。刺入部がフィルムドレッシング材の中央になるようにして、しわやたるみをつくらないように中心から外側に向かって

貼付する。

そして固定用テープで針基を固定する。皮膚に土台となるテープを貼付してから、ルートを包み込むようにΩ固定する（図11）。そうすることで引っ張っても簡単に抜けない強度の固定ができる。

POINT

脆弱な皮膚の場合は、フィルムドレッシング材や固定用テープを貼付する部位に、あらかじめ皮膚皮膜剤を塗布してから貼付する。刺入部には滅菌の皮膚皮膜剤を用いる。フィルムドレッシング材や固定用テープにかぶれる場合は、種類の変更を行い、患者の皮膚に合ったもので固定する。

３フィルム材の角に、フィルム材に付属している紙テープにフィルムドレッシング材を交換した日付を記入して貼付する（図13）。

POINT

次回交換の時期が判断できるように日付を記入する。フィルム材の角に貼付するとフィルム材を剥がす際に剥がしやすくなる。

〈交換頻度について〉

中心静脈留置カテーテルの固定は、フィルムドレッシング材の場合は、少なくとも７日ごとに交換する。種類を変更してもフィルムドレッシング材にかぶれてしまう場合は、刺入部を滅菌のガーゼドレッシングで保護するが、その場合は２日ごとに交換が必要である。

カテーテル挿入部位のドレッシングが滲出液や血液で汚染していたり、剥がれてきて固定が緩んでいる場合には適宜交換が必要である。

（三富陽子）

参考文献
1）日本看護協会認定看護師制度委員会創傷ケア基準検討会：スキンケアガイダンス．p.91-103, 2007.

各　論

一次救命処置（BLS）

　静脈内注射および静脈内点滴は、薬剤を静脈内へと直接注入するため、迅速な薬剤効果を期待できることが特徴である。しかし、一度エラーが起きると生体への影響も大きく、生命に関わる重大な医療事故へとつながる。時に、アレルギー症状を呈しアナフィラキシーショックへと至るケースもある（p.〇〇参照）。したがって、不測の事態が生じても的確に急変時の対処ができるよう、一次救命処置（basic life support；BLS）の方法を必ず習得しておく必要がある。

　当院で開催している一次救命処置のコースの概要を**表1**と**図1**、**2**に示す。

（内藤知佐子）

表1　一次救命処置（60分）

	所要時間	項目	要点
1.	10分	オリエンテーション 発見時の対応	・オーバートリアージ*OKの考え方 ・院内コードブルー、番号の確認 ・ベッドサイドのスタッフコール確認
2.	10分	胸骨圧迫 交代の練習	・呼吸の確認方法 ・死戦期呼吸の実際 ・胸骨圧迫の位置 ・手の組み方 ・強く（5～6cmで押す） ・速く（100～120回/分） ・絶え間なく（交代の練習）
3.	15分	BVMの取り扱い （バックバルブマスク）	・一人法 ・二人法 ・酸素流量は10ℓ/分以上で ・1秒かけて換気 ・バッグは1/3だけ揉む ・胸骨圧迫：換気＝30：2（同期） ・挿管後または呼吸だけを補助する場合には6秒に1回の換気（非同期）
4.	10分	AEDの取り扱い	・AED設置場所の確認 ・電源を入れる（自動のAEDもあり） ・パッドの貼付位置 ・電気ショック時の二次被害について ・3つの安全確認 　（自分ヨシ、あなたヨシ、周り・酸素ヨシ）
5.	15分	一連の流れで練習	・役割交代しながら実践

（JRC蘇生ガイドライン2015より）

> ＊オーバートリアージとは、実際の重症度よりも高い重症度にしてしまうこと。緊急の場面での短時間の評価ではしばしば生じることである。それを許容するという意味。

一次救命処置（BLS）　113

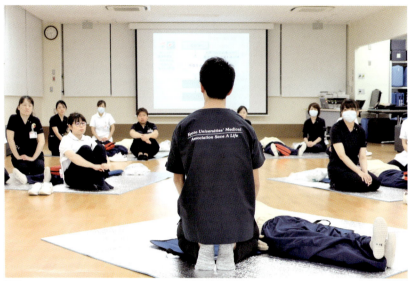

図1

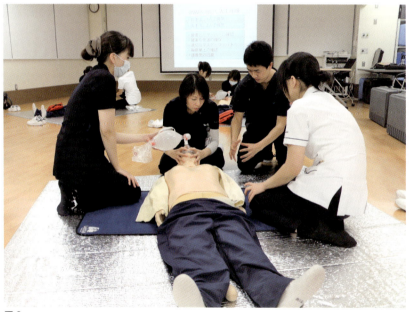

図2

第4章

レベルⅢ(アドバンスレベル)の認定制度について

- レベルⅢ認定プログラムについて ⋯⋯⋯⋯⋯⋯⋯⋯⋯⋯⋯⋯ 116
- レベルⅢ認定プログラムの構成と進め方 ⋯⋯⋯⋯⋯⋯⋯⋯ 127
- レベルⅢC認定プログラムの構成と進め方 ⋯⋯⋯⋯⋯⋯ 130
- レベルⅢD認定プログラムの構成と進め方 ⋯⋯⋯⋯⋯⋯ 134
- レベルⅢD造影剤使用に関するプログラム(補足) ⋯⋯⋯ 136

各論

レベルⅢ認定プログラムについて

はじめに

　京都大学医学部附属病院（以下、当院）では、Ⅳナース認定プログラムを開始するにあたり、まずは「看護師が行う静脈注射・輸液管理に関する基準」を定めた。基準は毎年見直し、現場で基準を超える業務が行われていないかについても確認している。静脈注射は本来、医師の責任において行われるべき治療行為であるため、当院では基準の更新は看護部で見直したものを医師、薬剤師、検査技師、事務職員で構成された組織で審議し承認している。

　その他、静脈注射・輸液管理認定プログラムを実施するためには、「静脈注射・輸液管理に関する業務手順」の整備も必要となる。

　当院では、エビデンスに基づいた指導ができる看護師の育成を目指し、輸液管理指導者をレベルⅢに位置づけている。受講の条件は、①臨床経験４年目以上であること、②ⅣナースレベルⅡを取得していること、③10例以上の血管確保の経験があること、である。講義は医師、臨床検査技師、看護師によって行われ、輸液に関わる関係法規と院内基準、輸液療法に関わる基礎知識、生物学製剤などを含めた９つの領域とBLSについて学ぶ。BLSの講義には蘇生に関するガイドラインとBLSの基礎知識が含まれる。演習では、ICLSインストラクターの資格をもつ看護師が、シミュレーターを使用し講義を行う。

　レベルⅢは、講義、BLS演習、筆記試験を受けて合格するとバッジと認定証が交付される。

　ここからの指導者編では、「看護師が行う静脈注射・輸液管理に関する基準」、「静脈注射・輸液管理に関する業務手順」、レベルⅢ・ⅢC・ⅢDにおけるⅣナース認定プログラムの構成と進め方について紹介する。

看護師が行う静脈注射・輸液管理に関する基準と承認

　静脈注射業務に関わるのは看護師だけではない。医師、薬剤師、検査技師、事務職員などの多職種がそれぞれの専門性のもとに基準を審

議し、より安全性の高い業務につなげることが求められる。基準は看護部内にとどまらず、病院の基準として正式に承認されることによって業務分担も明確になる（**図1**）。

図1　看護師が行う静脈注射・輸液管理に関する基準

コード	〇〇〇-〇〇			
作成	平成　〇年　〇月　〇日			
最終改訂	平成　〇年　〇月　〇日			

【前文】
　看護師が医師の指示により薬剤を投与することは、患者の安全性の確保の観点から高度な専門的判断能力が必要であり、医師の責任において行われるべき治療の一部を実施者として責任をもつことである。
　安全性の確保の観点からの判断とは、単に静脈注射・輸液管理の手技ができるか否かの判断ではなく、患者に実施してよいかどうかの倫理的判断や、実施後の結果を自らの責任として引き受けることができるかどうか、自己の能力を適切に判断することである。
　知識・技術が伴わない場合や、患者の状態に不安がある等、自己の能力を超えると判断した場合は、十分な能力をもつ他の看護師や医師に申し出る必要がある。これは患者の安全を守り、看護の質を保つために重要なことであり、看護師としての責任である。
　この基準は、看護師が行う静脈注射・輸液管理に関し、看護師の技能レベルに応じた段階的な業務範囲と看護師の教育、技能認定について定めるものである。

【基準】

① 静脈注射・輸液管理の実施にあたって遵守すべき原則

１ 医師の指示
①医師は明確で正しい注射薬をオーダーする
②注射の指示は、入院・外来とも原則すべてにおいて、注射オーダリングシステムにより入力・指示され、実施する
③通常の使用方法以外の投与をする時や常用量以上を静脈に投与するときは、「常用量以上使用」、「用法外使用」など具体的に注射薬オーダー上で明記し、医師が実施する
④静脈注射に関する口頭指示は原則として行わない。口頭指示は、医療スタッフマニュアルに則って行う
⑤医師は明確で正しい注射薬をオーダーする
⑥注射の指示は、入院・外来とも原則すべてにおいて、注射オーダリングシステムにより入力・指示され、実施する
⑦通常の使用方法以外の投与をする時や常用量以上を静脈に投与するときは、「常用量以上使用」、「用法外使用」など具体的に注射薬オーダー上で明記し、医師が実施する
⑧静脈注射に関する口頭指示は原則として行わない。口頭指示は、医療スタッフマニュアルに則って行う。
⑨医師はその日の患者の状態を確認し、静脈注射が必要か否かを判断し投与を決定、指示を出すこと

２ 患者への説明
①静脈注射に伴う治療について、あらかじめ医師より説明されていることを原則とする
②看護師は自らの行う看護に関する説明責任を有する

３ 静脈注射の実施
①留置に関して
　・静脈注射の針の刺入は、医師および院内認定試験に合格したレベルⅡ以上の看護師が実施することを原則とし、看護師による末梢静脈確保・静脈注射の実施においては安全に留意して実施する
　・看護師が、原則2回の穿刺で末梢静脈確保ができないときは、医師もしくは他の看護師が実施する
　・小児や血管が脆弱で留置が困難な場合、末梢静脈確保は医師が行う
②業務に関して
　・静脈注射の準備・実施はダブルチェックを行う。静脈注射の準備から実施までのダブルチェックは、レベルⅠの看護師同士並びにレベルⅠの看護師と研修医間は避ける
③特殊薬剤および輸血について
　・輸血を投与するための末梢静脈確保を看護師が行う場合は、原則として20Gまたは22Gの静脈留置針を用いる。急速な輸血投与が必要な場合等、18G以上の太い静脈留置針による末梢静脈確保は、原則として医師またはレベルⅢ以上の認定を受けた看護師が行う
　・抗がん薬を投与するための末梢静脈確保ならびに初回投与は、原則として医師またはレベルⅢCの認定を受けた看護師が行う
　・抗がん薬の調製は原則として薬剤師が行う
　・抗がん薬の静脈投与の際は、最初の薬剤が基剤であっても、医師は、使用する薬剤・患者の静脈確保状況、投与可能な状態であることを確認する。その結果で薬剤の投与開始を行うか開始を指示する
　・造影剤の静脈投与は原則として医師またはレベルⅢDの認定を受けた看護師が行う
　・生物学的製剤の2回目までの投与は原則として医師またはレベルⅢ以上の認定を受けた看護師が行う
　・抗生物質の投与は、抗菌薬投与マニュアルに従い実施する
　・患者の状態などにより慎重な投与をする場合は医師と看護師が協力して行う
④輸液ポンプ・シリンジポンプ使用に関して
　投与量や速度の厳重な管理が必要な場合や、自然滴下では調節が困難な場合にはポンプを用いる。下記の項目については優先的にポンプを使用することが望ましいが、患者の状況や薬剤の種類によってはこの限りではない。
　1．微量投与の場合（30mL/h以下で精密持続点滴として算定できる）
　2．下記の薬剤を使用する場合
　　・静脈麻酔薬

レベルⅢ認定プログラムについて ● 117

・心血管作動薬
　　・子宮収縮薬・子宮収縮抑制薬
　　・カリウム製剤・インスリン製剤の単独投与
　　・抗がん薬は抗がん薬取り扱いマニュアルに準ずる
　3．体動や体位により滴下速度が変動する場合
　4．CVポート・PICCから投与する場合
　5．小児の場合
⑥基準を超える業務に関して
　　基準を超える業務の実施に当たっては、当該部署からの申請に基づいてIVナースプロジェクト内で検討を行う。そのうえ
　で承認は基準の改正をもって行う。
⑦緊急時の対応
　　・各部署では、静脈注射後の緊急時の対応が速やかに行われる体制をとる
　　・外来・病棟・検査室などは、緊急時に対応できる担当医師（研修医以外）をおく
　　・緊急対応担当医の氏名と連絡先を部署内に明示する
⑧教育と認定
　　・院内教育については、看護部キャリア開発・支援委員会が計画するとともに、各看護単位が計画する
　　・院内認定は、看護部キャリア開発・支援委員会が試験を実施し、看護部長が認定する
　　・医師の協力を得て、静脈注射・輸液管理技能認定プログラムに沿ったトレーニングを行う

静脈注射・輸液管理に関する用語の定義

静脈注射・輸液管理に関する用語の定義を**図2**に示す。

図2　静脈注射・輸液管理に関する用語の定義

静脈注射の分類	
静脈注射（静注、IV）	静脈に注射針を刺入し、注射器を用いて投与すること
点滴静脈注射（点滴、DIV）	血管内に挿入された針またはカテーテルを通して血管確保し、1日のうち一定時間帯、あるいは持続的に薬液を投与する場合
中心静脈；中心静脈（栄養）法	中心静脈内に留置されたカテーテルからの持続的な薬剤注入方法
皮下埋め込み型中心静脈ポートシステム（CVポート）	直径2〜3cmの小型円盤状の血管アクセス器具で、全胸部や上肢内側の皮下に埋め込み、中心静脈を介して高カロリー輸液や抗がん剤治療を行うもの

輸液管理に関する用語の定義	
側管	点滴（輸液）ライン側部の注入可能部
側注・側管注入・ワンショット	側管から注射薬を、注射器を用いて短時間で投与すること。静脈に注射針を刺入して行うことやヘパリンロックも含む
側点・側管点滴	側管から別の点滴（輸液）セットを接続して点滴をすること
調製・ミキシング	静脈注射、点滴（輸液）を開始する前にシリンジやボトル（バッグ）内に薬剤を注入すること
混注	点滴（輸液）を開始した後、点滴（輸液）ボトル内に注射薬を追加すること
点滴（ボトル・バッグ）交換・更新	持続的に注入している点滴を新たな点滴に交換・更新すること
メイン	点滴静脈注射を維持している点滴製剤
ベース	アンプルやバイアルを溶解するための点滴製剤
フラッシュ	側管注入の手技によって、カテーテルの閉塞を開通させる行為
早送り	ポンプ（輸液ポンプ・シリンジポンプ）使用中に、一旦停止後早送りスイッチを押すことで目的とする薬液量を急速に投与すること
ルート（ライン）交換	点滴ルート（ライン）を感染予防目的で定期的に交換すること
陽圧ロック	カテーテルに付属しているポートなどから、針や注射器を抜く際に、その容積分、カテーテル先端に血液が逆流してくることを防ぐためのテクニック
生食陽圧ロック	陽圧ロックのテクニックを用いて生食で静脈注射ルートを充填し一時輸液（注射）を中断すること
ヘパリンロック	ヘパリン加生食で静脈注射ルートを充填し一時輸液（注射）を中断すること
パルシングフラッシュ法	中心静脈カテーテル内をフラッシュまたは洗浄する際に使われる手法で、生食シリンジのプランジャーを押す・止める・押す・止めるというパルス（波を生じるような）動作を続けて行うこと
シリンジ交換	シリンジポンプを使用して持続的に注入している薬液の入ったシリンジを交換すること
終了抜去	末梢の点滴静脈注射の終了時に注射針（翼状針または留置針）を抜去すること

初回投与	当該患者において、過去に一度も投与されたことのない薬剤を、初めて投与すること
注射針（カテーテル）の分類	
注射針（金属針）	注射をする時に注射器と接合させ人体に刺す細い管状の針。一般の静脈注射には20〜23ゲージ、刃面長はショートベルが用いられる
翼状針	固定のための翼とチューブが付いた金属針
静脈留置針	金属製の内針とプラスチック製の外針からなり、血管内に穿刺して血液の逆流を確認した後、内針を抜去して外針のみを留置する。長時間持続注入等に使用
ヒューバー針	皮下埋め込み型中心静脈ポートシステムに穿刺する専用の針
カテーテル	血管を露出して切開後挿入する静脈用カテーテル、中心静脈用カテーテルなどをいう
PICC	末梢挿入型中心静脈カテーテル（Peripherally Inserted Central venous Catheter）の略語
生物学的製剤	最新バイオテクノロジーを用いて培養細胞（生物）に作らせた蛋白質でできた薬剤（抗悪性腫瘍薬として使用する場合は除く）

静脈注射・輸液が実施可能な看護師の レベルと業務範囲

静脈注射・輸液が実施可能な看護師のレベルと業務範囲を**図3**に示す。

図3　静脈注射・輸液が実施可能な看護師のレベルと業務範囲

1）看護師の技能レベルと認定資格

看護師の技能レベル	認定資格
レベルⅠ	• 標準業務手順「静脈注射」「点滴」「ヘパリンロック」「輸液ポンプ」「シリンジポンプ」の項目修了者 • 「静脈注射に必要な薬剤の知識」「静脈注射に必要な感染、安全の知識」「静脈注射時の薬剤漏出時の対処について」「急変時の対応について」の講義の受講修了者
準レベルⅡ	• 新卒看護師（卒後臨床経験1年未満）で、「静脈注射・末梢静脈確保に必要な解剖・生理」の講義の受講修了者 • 新卒看護師で、「要注意薬品取り扱い」講義・演習の受講修了者 • 新卒看護師で、「静脈注射・末梢静脈確保」の院内認定試験（筆記）に合格した者
レベルⅡ	• 「静脈注射・末梢静脈確保に必要な解剖・生理」の講義の受講修了者 • 「要注意薬品取り扱い時の注意」講義の受講修了者 • 「静脈注射・末梢静脈確保」の院内認定試験（技術）に合格した者
レベルⅢ	• レベルⅡの資格を持ち、「レベルⅢ認定研修」を修了した者
レベルⅢC	• レベルⅢの資格を持ち、「レベルⅢC認定研修」を修了した者
レベルⅢD	• レベルⅢの資格を持ち、「レベルⅢD認定研修」を修了した者
輸液管理指導者 （IVインストラクター）	• 輸液管理指導者とはレベルⅢの資格を持ち、かつ所属看護師長の指名を受けた者

2）看護師の技能レベルと業務範囲

看護師は静脈注射・輸液に関して各レベルに応じた業務を行う。緊急時においてもレベルⅡ以上の看護師が、医師の指示に基づき末梢静脈確保・静脈注射を実施することができる。

院内教育・認定については別記の教育プログラムに沿って継続して実施される。さらに、輸液管理指導者はレベル内格差を是正し、安全に業務が遂行できるよう技術向上を図るため、部署内OJTが円滑に行われるよう指導・教育を行う。

看護師の技能レベル	業務範囲
レベルⅠ	• 医師およびレベルⅡ以上の看護師の指導監督のもと、医師の指示に基づき、取り扱い別薬品「クラスなし」「クラス2（心血管作動薬、高濃度カリウム製剤、生物学的製剤を除く）」の点滴開始、 • 輸液交換、シリンジ交換等ができる
準レベルⅡ	• 医師の指示に基づき、レベルⅠの範囲に加え、取り扱い別薬品「クラスなし」の側管注入、取り扱い別薬品「クラス2（生物学的製剤を除く）」の点滴開始、輸液交換、シリンジ交換等が実施できる
レベルⅡ	• 医師の指示に基づき、準レベルⅡの範囲に加え、抗がん薬を除く薬剤の静脈注射のための末梢静脈確保（18G以上の静脈留置針を除く）、CVポートの穿刺・抜針・固定が実施できる
レベルⅢ	• 医師の指示に基づき、レベルⅡの業務範囲に加え、18G以上の静脈留置針を用いた末梢静脈確保、生物学的製剤の初回投与等が実施できる

レベルⅢC	・医師の指示に基づき、レベルⅢの業務範囲に加え、抗がん薬投与のための末梢静脈確保ならびに初回投与が実施できる
レベルⅢD	・医師の指示に基づき、レベルⅢの業務範囲に加え、造影剤の静脈注射が実施できる
輸液管理指導者 （Ⅳインストラクター）	・静脈注射・輸液管理技能認定プログラムにおいて、レベルⅡの認定を受ける看護師の技術指導ならびに技能認定試験が実施できる

看護師が行う静脈注射の薬剤別実施範囲

看護師が行う静脈注射の薬剤別実施範囲を**図4**に示す。

１取り扱い別薬品クラス
①各薬品にクラスを付け静脈注射実施可能な職種を限定する（薬品クラス図5参照）
②複数の薬品を混注する場合は、もっとも高いレベルの薬品クラスの定義に従う
③看護師が静脈注射実施可能な薬品と表示されていても、患者の病状などにおいて医師による慎重投与が必要と判断される場合、クラスにこだわらず、医師と看護師が協議し、実施者を決める
２薬品クラスの管理
①各薬品クラスの基準管理の追加・変更・削除などは、院内の決められた組織で決定する
②新規採用薬品は、上記①で決定されるまで原則としてクラス1とする
③各薬品クラスは薬剤部・医療情報部協働でマスタ登録管理を行う
３薬品クラス

クラス	薬品
クラス1	原則、看護師は静脈注射を行わない薬品
クラス2	看護師は、点滴静注は実施可能だが、ワンショット静注は行わない薬品（但し、ポンプの早送りは実施可能）
クラス3	用法が静脈投与以外の薬品
クラスなし	適正な用法の実施範囲であれば看護師が実施可能な薬品

図4　看護師が行う静脈注射の薬剤別実施範囲

薬品クラス別詳細

薬品クラス別詳細を**図5**に示す。

クラス1	クラス2	クラス3	クラスなし
原則、看護師は静注を行わない薬品	看護師は、点滴静注は実施可能だが、ワンショット静注は行わない薬品（ただし、ポンプの早送りは実施可能）	用法が静脈投与以外の薬品	適正な用法の実施範囲であれば看護師が実施可能な薬品
A）抗がん薬の初回投与 B）生物学的製剤の初回投与ならびに第2回目の投与 C）治験薬 D）検査薬剤（造影剤、試薬、RI製剤） E）筋弛緩薬	A）麻薬 B）向精神薬 C）麻酔薬 D）抗がん薬（初回投与を除く） E）インスリンを含む血糖降下剤 F）心血管作動薬（抗不整脈薬、狭心症治療薬、血管拡張薬、降圧薬、昇圧薬） G）抗血栓薬（ヘパリンロックは除く） H）注射用電解質補正薬 I）注射用免疫抑制薬（生物学的製剤については初回投与ならびに第2回目の投与を除く） J）その他上記に準ずる薬剤 K）点滴しか行わない薬剤		

図5　薬品クラス別詳細

静脈注射の業務レベル範囲

静脈注射の業務レベル範囲を**図6**に示す。

薬品クラス	業務内容		レベル						
			I	準II	II	III	IIIC	IIID	II・III（緊急時）
1	調製・ミキシング		○	○	○	○	○	○	○
	生物学的製剤の初回投与ならびに第2回目の投与		×	×	×	○	○	○	
	抗がん薬の初回投与		×	×	×	×	○	×	
	造影剤の静脈注射		×	×	×	×	○	○	
	上記を除く薬剤の静脈注射		×	×	×	×	×	○	
2	調製・ミキシング		○	○	○	○	○	○	○
	点滴静注	生物学的製剤の3回目以降の投与	×	×	○	○	○	○	
		抗がん薬の2回目以降の投与（ワンショットを除く）	○	○	○	○	○	○	
		上記を除く薬剤	○	○	○	○	○	○	○
	シリンジ交換	心血管作動薬 高濃度カリウム製剤	×	○	○	○	○	○	
		上記を除く薬剤	○	○	○	○	○	○	○
	生食ロック	心血管作動薬 高濃度カリウム製剤	×	○	○	○	○	○	
		上記を除く薬剤	○	○	○	○	○	○	○
	輸液バッグ・ボトルの交換		○	○	○	○	○	○	○
	ワンショット静注		×	×	×	×	×	×	○
なし	調製・ミキシング		○	○	○	○	○	○	○
	抗生物質の初回投与		×	×	○	○	○	○	
	点滴静注		○	○	○	○	○	○	○
	シリンジ交換		○	○	○	○	○	○	○
	生食ロック		○	○	○	○	○	○	○
	輸液バッグ・ボトルの交換		○	○	○	○	○	○	○
	ワンショット静注		×	○	○	○	○	○	○

薬品クラス	業務内容		レベル						
			I	準II	II	III	IIIC	IIID	II・III（緊急時）
共通	末梢静脈確保	抗がん薬投与のためのルート確保	×	×	×	×	○	×	
		18G以上の太い留置針によるルート確保	×	×	×	○	○	○	○
		上記を除く20G以内のルート確保	×	×	○	○	○	○	○
	CVポート	穿刺	×	×	○	○	○	○	
		固定	×	×	○	○	○	○	
		抜針	×	×	○	○	○	○	

図6 静脈注射の業務レベル範囲

静脈注射・輸液管理に関する業務手順

　静脈注射・輸液管理認定プログラムを実施するためには、看護師が行う静脈注射・輸液管理に関する基準の作成だけでなく、静脈注射・輸液管理に関する業務手順の整備も重要なポイントである。

　静脈注射・輸液管理に関する手技については、それぞれ標準業務手順書（Standard Operating Procedure；SOP、**図7**）を作成している。SOPでは、手技のプロセスを簡潔に記した「業務概要書」と業務概要書で示した手順をさらに詳細に具体的な行動レベルで記述した「業務手順」の2部構成になっている。

　SOPは、技術が未熟な看護師がいつでもそのプロセスを確認できるように、写真やイラストを用いてわかりやすく見やすいものになるよう毎年見直しを行い、また、安全、感染予防、安楽や倫理面を考慮したチェックポイントを設けて、重要な項目が確実に実行されるように作成している。

図7　標準業務手順書

業務名称	静脈内留置針による血管確保 （準備・穿刺の介助・開始）		業務概要書－1
業務コード	○○○-○○		作成□
承　　認	京大病院看護部		○年○月○日
作　　成	看護部業務担当者会議		最終改訂日
実施レベル	IVナース　レベルII		○年○月○日
業務の概要			**ポイント**
静脈留置針を用いて、末梢静脈から輸液路を確保する場合の介助方法			・患者誤認 ・血管・神経損傷 ・動脈誤穿刺
指示段階	1．注射指示の確認 　1）患者氏名、日付、時刻 　2）薬液名、量、方法		
準備段階	2．患者のアセスメント 3．マスクの着用 4．処置台の清拭 5．手指衛生の実施 6．必要物品の準備		駆血禁忌部位（シャント部位、乳がん術側、腋窩リンパ節郭清側など） ・穿刺を避けたほうがよい部位（麻痺側や利き手側） ・アンギオ時は、左手に留置する ・薬液は3回確認する 　（取る時、吸う時、捨てる時） ・薬液の準備中は業務を中断しない
実施段階	7．患者の準備 　1）患者氏名の確認 　2）血管確保の目的と必要性を説明し同意を得る 8．照合端末で照合 9．サニサーラ®で手指消毒後、未滅菌手袋の着用 10．穿刺および固定の介助 　1）静脈穿刺の実施（医師、IVナースレベルII認定者） 　2）血管内への輸液注入 　3）輸液ラインの固定 11．輸液の開始 　1）滴下速度の調節 　2）輸液中の注意事項の説明 　3）ナースコールの準備		・アルコール禁の場合は、0.025％ザルコニン®または、0.05％クロルヘキシジンスワブスティック®を使用する ・駆血帯は穿刺部の約10～20cm中枢側に動脈血流を妨げない程度に巻く ・手関節横側・尺側は動脈・神経損傷の危険があり避ける ・下肢は血栓性静脈炎を生じやすく歩行も制限されるのでなるべく上肢を選択する ・穿刺時や輸液開始時、血管損傷徴候（腫脹）・神経損傷徴候（末梢に痛みやしびれ）のないことを確認する

実施後段階	12. 注射ワークシートへのサイン 13. 物品の後片付け 14. 未滅菌手袋をはずす 15. 衛生的手洗いの実施		
参考引用資料	1. ○○○○○○ 2. ○○○○○○ 3. ○○○○○○ 4. ○○○○○○ 5. ○○○○○○ 6. ○○○○○○		

業務名称	静脈内留置針による血管確保 (準備・穿刺の介助・開始)	業務コード ○○○-○○

業務概要書－2

用　語	定　義
バックフロー	血管内に針が留置できた時、自然に血液が逆流してくる現象のこと
静脈留置針	金属製の内針とプラスチック製の外針からなり、内針を抜去して外針のみを留置する。長時間持続注入などに使用する
プライミング	輸液ラインの中に薬液を満たし、静脈内に注入できる状態に準備すること

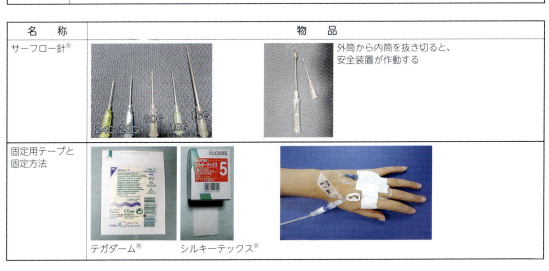

名　称	物　品	
サーフロー針®	(24G 22G 20G 18G 16G)	外筒から内筒を抜き切ると、安全装置が作動する
固定用テープと固定方法	テガダーム®　シルキーテックス®	

業務名称	静脈内留置針による血管確保 (準備・穿刺の介助・開始)	業務コード ○○○-○○

標準業務手順書（SOP）

	業　務　手　順		Safety check
指示段階	1. 注射指示の確認をする 　1）患者氏名、日付、時刻を確認する 　2）薬液名、量、投与方法、回数、速度、経路の確認をする	1 □ □ □ □ □	医師の指示の誤り、看護師の指示受けの誤り 静脈注射の実施は、医師の指示として明文化されているか 患者にとって禁忌薬液ではないか 単位（規格）：mLとmgの判断は正しいか わかりにくい指示は医師に確認したか やむを得ず口頭指示を受ける場合は医療スタッフマニュアルを参照したか
準備段階	2. 患者の状態をアセスメントする 　1）KING画面のプロフィールより患者情報を確認する 3. マスクを着用する	1 □	患者の安全確認 医師の指示の内容は、患者の病状、年齢、体重などから妥当なものと判断できるか

	4．処置台やトレイ・ワゴンを、環境クロス®で清拭する 5．手指衛生の実施をする 6．必要物品を準備する 　1）薬液の準備 　　1　注射ワークシートと薬液を照合し、確認のサインをする 　　2　指示薬の準備をし、輸液ライン内に空気が混入しないように先端まで薬液を満たす 　2）必要物品をトレイに準備し処置用ワゴンに用意する 　　1　トレイに準備してからワゴンに乗せる物品類 　　　（1）静脈留置針 　　　（2）消毒綿（単包） 　　　（3）乾綿（容器のまま） 　　　（4）シルキーテックス（約5cm×2枚） 　　　（5）テガダームS®1枚 　　　（6）防水シーツ1枚 　　2　トレイに入れない物品類 　　　（1）注射ワークシート 　　　（2）照合端末 　　　（3）未滅菌手袋（箱のまま） 　　　（4）ゴージョー® 　　　（5）駆血帯 　　　（6）マジック 　　　（7）針廃棄容器（ハリクイ®） 　　　（8）点滴スタンド 　3）未滅菌手袋をはずす	□　患者の状態は、医師の指示を受けた時点と変化していないか □　患者の状態は、指示された薬液を投与して良いと判断できるか □　薬液はダブルチェックで準備したか □　5R（①right　patient正しい患者②right　drug正しい薬液③right　dose正しい用量④right　route正しい方法⑤right　time正しい時間）で確認したか
実施 段階	7．患者の準備 　1）患者と対面し、注射ワークシートに記載された患者氏名を確認する 　2）血管確保の目的と必要性を説明し同意を得る 　3）排尿を促す 　4）安楽な体位をとる 8．照合端末で照合する 9．サニサーラ®で手指消毒後、未滅菌手袋の着用をする 10．穿刺及び固定の介助 　1）静脈穿刺の実施（医師、IVナースレベルII） 　2）血管内への輸液注入 　　1　外針と先端まで輸液で満たされた輸液ライン接続する 　　2　輸液ラインのクレンメを緩め、自然滴下の確認をする 　　3　刺入部の腫脹や疼痛の有無を確認する 　3）輸液ラインの固定 　　1　テガダーム®で針の刺入部を固定する 　　2　輸液ラインをループ状にしてシルキーテックス®で固定する 　　3　テガダーム®台紙に、日付、留置針のサイズを記入しテガダーム®の角に貼付する 11．輸液の開始 　1）輸液速度を指示通りに調節する 　2）輸液中の起こり得る状態について患者に説明する 　3）ナースコールを手許に置く 12．注射ワークシートへのサイン	1　患者誤認 □　患者自身に名前を名乗ってもらい（もしくはリストバンドで確認）注射ワークシートの患者氏名と照合したか 2　患者の身体的拘束や侵襲 □　実施に際しては十分な説明を行ったか □　患者が意思表示しやすいように働きかけたか □　患者に不安を与えるような言動はなかったか □　穿刺部位を十分露出し、安楽な体位を取ったか □　血管が見つけにくいときは温める、腕を下げるなど血管の怒張を促したか □　拍動はないか（動脈誤穿刺の兆候） □　静脈内留置針を確実に固定したか 3　感染防止 □　清潔操作によって行ったか ④輸液に伴う合併症 □　しびれ・熱感・悪寒・咽頭違和感・喘鳴・不快感等のアレルギー反応はないか □　局所の発赤・腫脹・疼痛・掻痒感・などの出現はないか □　薬液漏れ、ルートの閉塞はないか
実施 後段 階	13．物品の後片付け 14．未滅菌手袋をはずす 15．衛生的手洗いの実施	1　医療廃棄物の適切な処理 □　医療廃棄物の処理方法に関する基準を遵守したか

業務名称	静脈穿刺針の抜去（抜針）	業務概要書－1	
業務コード	○○○-○○	作成日	
承　　認	京大病院看護部		○年○月○日
作　　成	看護部業務担当者会議	最終改訂	
実施レベル	看護師　レベルI		○年○月○日

業務の概要	ポイント
採血や静脈内注射に用いた、翼状針や静脈内留置針などを抜き去ること	・患者誤認 ・出血 ・感染 ・針刺し事故

	業務手順	ポイント
指示段階	1．注射指示の確認 　1）患者氏名、薬剤名、量、方法、日付、時刻	・注射ワークシートより、引き続き採血や輸液がないことを確認する
準備段階	2．手指衛生の実施 3．必要物品の準備	・出血傾向の有無など患者の状況を把握し必要物品を準備する
実施段階	4．患者の準備 　1）患者氏名の確認 　2）点滴終了を説明し抜針の同意を得る 　3）安楽な体位とする 5．針の抜去 　1）手指消毒後未滅菌手袋を着用する 　2）クレンメを締める 　3）針の固定を外す 　4）刺入部が露出したら、刺入部に乾綿を当て針を抜き、針はハリクイなどの専用容器へ廃棄する 　5）絆創膏で乾綿を固定し、上から圧迫止血する 6．患者の状態に異常が無いことを確認し患者の側を離れる	・翼状針は安全装置を作動させる ・患者の出血傾向の有無を考慮して止血を図る
実施後段階	7．物品の後片付け 8．未滅菌手袋をはずす 9．衛生的手洗いの実施 10．実施後の記録	
参考・引用資料	1．○○○○○○ 2．○○○○○○	

業務名称	静脈穿刺針の抜去（抜針）	業務コード ○○○

業務概要書―2

1．静脈穿刺針の抜去（抜針）に使う用語

用　語	定　義
（特になし）	

2．物品の名称

名称	物品
鋭利なもの・ワレモノ廃棄ボックス	メディカルパイル　　　　　　ハリクイ

業務名称	静脈穿刺針の抜去（抜針）	業務コード ○○○

標準業務手順書（SOP）

	業　務　手　順	Safety check
指示	1．注射ワークシートの内容を確認する 　1）患者氏名 　2）日付、時刻	①医師の指示の誤り、看護師の指示受けの誤り □　静脈穿刺針の抜去（抜針）は、医師の指示として明文化されているか

レベルⅢ認定プログラムについて　●　125

	3）薬剤名 4）経路	☐ わかりにくい指示は医師に確認したか ☐ やむを得ず口頭指示を受ける場合は医療スタッフマニュアルを参照したか
準備段階	2．手指衛生を行う 3．必要物品を準備する 　　1）必要物品を清拭トレイに準備する 　　　①注射ワークシート 　　　②乾綿 　　　③絆創膏 　　　④未滅菌手袋 　　　⑤ブルートレイ 　　　⑥ハリクイ（廃棄ボックス）	①患者の安全 ☐ 出血傾向は無いか、または出血傾向を促す薬剤の使用は無いか
実施段階	4．患者の準備を行う 　　1）患者と対面し、注射ワークシートに記載された氏名を確認する 　　2）点滴終了を説明し抜針の同意を得る 　　3）安楽な体位とする 5．針の抜去する 　　1）手指衛生後、未滅菌手袋を着用する 　　2）クレンメを締め薬液の滴下を止める 　　3）針の固定を外す 　　4）刺入部が露出したら、刺入部に乾綿をあて、針を抜く。翼状針等の針は、医療廃棄物の処理方法に基づき廃棄する。静脈留置針の内針、輸液ライン、輸液薬剤は、連結したままブルートレイにいれる 　　5）絆創膏で乾綿を固定し、上から圧迫止血する 6．患者の状態に異常が無いことを確認し患者の側を離れる	①患者の安全・安楽 ☐ 刺入部位を十分露出し安楽な体位・姿勢をとったか ☐ 患者の不安への対応を十分行ったか ☐ 実施に際しては十分な説明を行ったか ②抜針時のトラブル ☐ 患者に適切な止血方法を指導したか ☐ 痛み、しびれはないか ☐ 静脈炎、感染の兆候はないか ③感染 ☐ 刺入部を清潔な乾綿で保護したか ☐ 翼状針の安全装置は、正常に作動させたか
実施後段階	7．物品の後片付けを行う 8．未滅菌手袋をはずす 9．衛生的手洗いの実施する 10．実施後の記録をする 　　日付、時刻、部位、患者の状態、サイン	①医療廃棄物の処理 ☐ 医療廃棄物の処理方法に関する基準を遵守したか ☐ 針刺し事故を起こさないように留意したか

（松野友美）

各論

レベルⅢ認定プログラムの構成と進め方

　レベルⅢ認定プログラムの構成と進め方を以下に示す（**図1**）。

STEP 1・2　講義・演習
　筆記試験を受験するには、a）静脈注射に関わる関係法規と院内基準の講義、b）BLSの講義・演習の課程をすべて修了することが要件となる。受講票を**図2**に示す。
　a）の講義は、輸液管理および静脈内注射について指導を行うインストラクターに必要な9つの領域を受講する（**表1**）。講師は医師、臨床検査技師、看護師で、講義時間は計400分で、講師は大事なポイントは強調して話すように心がけている。
　抗がん薬を取り扱う部署が多いと受講者数もレベルⅡに次いで多くなることが予想される。それに合わせて講義日程を毎月設定するためには、講師のスケジュール調整が必要になる。当院では初回講義を録

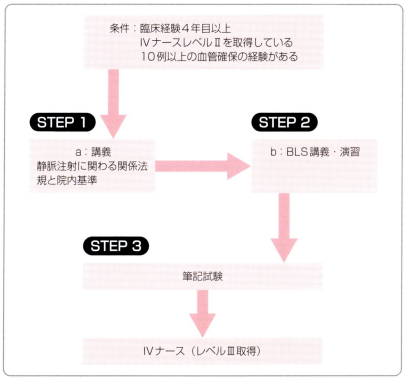

図1　レベルⅢプログラム

画し、必要時はDVD使用による講義を行っている。

　b）のBLS講義は、BLSに必要な基礎知識と実際の流れについて受講する（**表2**）。講師はICLSインストラクター資格をもつ看護師で、講義時間は20分である。

　b）のBLS演習は、シミュレーターを使用して行う。講師はICLSインストラクター資格をもつ看護師で、演習時間は60分である。受講者は、BLS講義・演習を受けて、緊急時の対応を身につける。

STEP 3　筆記試験

　筆記試験（**表3**）の出題は講義内容からされる。80点以上取得するまで、繰り返し受験となる（毎回違う問題が出題されます）。

認定について

　筆記試験合格者をIVナース（レベルIII）として認定し、認定証の交付とIVナース（レベルIII）バッチを進呈する。

レベルIIIのバッチ

（松野友美）

表1　レベルIIIの講義内容a）
- 輸液に関わる関係法規と院内基準（30分）
- 輸液療法に関する基礎知識（45分）
- 生物学的製剤（30分）
- 生物学的製剤の投与の実際（20分）
- UKカテーテルのしくみ（50分）
- 輸血管理（60分）
- テープ固定の皮膚障害予防（50分）
- アナフィラキシー（30分）
- インストラクターの役割、試験監督時の注意点（65分）

表2　レベルIIIの講義内容b）
- 蘇生に関するガイドライン
- BLSに関する基礎知識
- BLSの流れ

表3　レベルIIIの筆記試験
問題数　：20問
配点　　：5点／問
試験時間：30分
合格基準：80点以上

静脈注射・輸液管理技能レベル認定教育レベルⅢ　受講票

		筆記試験	認定
所属部署　　　氏名			
	項目	受講日	確認サイン
講義	1　輸液療法に関わる関係法規及び基準		
	2　輸液療法に関する基礎知識		
	3　生物学製剤		
	4　生物学製剤投与の実際		
	5　ＵＫカテーテルのしくみ		
	6　輸液管理		
	7　テープ固定時の皮膚障害予防		
	8　アナフィラキシー		
	9　BLS		
	10　インストラクター講習		
演習	BLS		指導者サイン

図2　受講票

レベルⅢ認定プログラムの構成と進め方 ● 129

各論
レベルⅢC認定プログラムの構成と進め方

　当院では、IVナース認定プログラムの拡大に向けて、2008年度よりIVナース・レベルⅢプロジェクトが立ち上がり、レベルⅡの業務に加え、抗がん薬投与のための末梢血管確保が行える看護師の育成を目指した『レベルⅢC認定プログラム』の検討を開始した。

　レベルⅢCを取得するには、レベルⅢを取得していることが条件となる。講義はがん化学療法認定看護師によって行われ、がん薬物療法の目的・役割、薬剤の分類、薬剤の取り扱いなどの基礎知識のほか、抗がん薬投与における血管アセスメント、抗がん薬曝露予防と血管外漏出時の対処方法を習得する。技術演習では、代表的な特徴をもつレジメンの投与管理を10例以上経験し、トラブルにも早期対応ができるよう化学療法認定看護師が個別指導している。

　レベルⅢCは、講義と筆記試験を受けて合格するとバッジと認定証が交付される。本項では、ⅢCにおけるIVナース認定プログラムの構成と進め方について紹介する。

　レベルⅢC認定プログラムの構成と進め方を**図1**に示す。

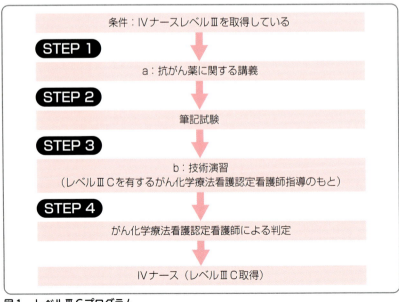

図1　レベルⅢCプログラム

STEP 1　講義

　筆記試験を受験するには、ａ）抗がん薬に関する講義、ｂ）技術演習の課程をすべて修了することが要件となる。講師はがん化学療法認定看護師で、講義時間は計120分。講師は大事なポイントは強調して話すように心がけている。レベルⅢＣの受講票を**図2**に、講義内容を**表1**に示す。

STEP 2　筆記試験

　筆記試験の出題は講義内容からなされる。80点以上取得するまで、繰り返し受験となる（毎回違う問題が出題される、**表2**）。

静脈注射・輸液管理技能レベル認定教育レベルⅢＣ　受講票（表面）

所属部署	氏名			筆記試験	認定
	項目		学習方法	受講日・終了日	確認サイン
抗がん薬に関する知識	抗がん薬の基本的知識		講義		指導者サイン
	抗がん薬における末梢血管からの投与				指導者サイン
化学療法レジメン（末梢投与）	1	a・b・c・d	演習		指導者サイン
	2	a・b・c・d			指導者サイン
	3	a・b・c・d			指導者サイン
	4	a・b・c・d			指導者サイン
	5	a・b・c・d			指導者サイン
必要なレジメンなど指導者が判断し選択 a. 炎症性抗がん剤 b. 壊死性抗がん剤 c. 投与速度が500 mL/h d. 長時間	6	a・b・c・d			指導者サイン
	7	a・b・c・d			指導者サイン
	8	a・b・c・d			指導者サイン
	9	a・b・c・d			指導者サイン
	10	a・b・c・d			指導者サイン
	11	a・b・c・d			指導者サイン
	12	a・b・c・d			指導者サイン

演習後フィードバック（裏面）

1				
2				
3				
4				
5				
6				
7				
8				
9				
10				
11				
12				

図2　静脈注射・輸液管理技能レベル認定教育レベルⅢＣ　受講票（表面）

表1　レベルⅢC講義内容

- 抗がん薬の基礎知識
    - 抗がん薬の分類
    - 抗がん薬を安全に取り扱うために
- 抗がん薬における末梢血管からの投与
    - 抗がん薬の血管外漏出
    - 科学療法前・中・後のアセスメント
- 穿刺手技・固定
- 輸液ポンプ・点滴セット使用の判断

表2　STEP 2　筆記試験

問題数　：20問
配点　　：5点／問
試験時間：30分
合格基準：80点以上

表3　レベルⅢCの判定項目

1. 血管の選択
    - 薬剤やレジメンの確認
    - 触診による血管の確認・観察
    - アセスメントの内容
2. 安全確保
3. 投与中の管理

STEP 3　技術演習

b）の技術演習では、レベルⅢC資格をもつがん化学療法看護認定看護師による指導のもと、10例以上の化学療法レジメンで穿刺～投与～抜針までの投与管理を行う。演習内容は炎症性抗がん薬、起壊死性抗がん薬、投与速度が500mL/hのレジメン、長時間のレジメンなど、指導者が判断し選択する。

レベルⅢCの演習を行う際、壊死性抗がん薬の投与など病棟では経験できないレジメンの場合は化学療法室で行う。

STEP 4　判定

判定は、がん化学療法看護認定看護師が行う。判定項目は**表3**に示す3つである。

判定は、評価者ガイドに沿って行いる（**図3**）。滴下のフロー低下の際は、フローチャートを使用し判定する。

認定について

筆記試験合格・技術演習修了者をⅣナース（レベルⅢC）として認定し、認定証の交付とⅣナース（レベルⅢC）バッチを付与する。

レベルⅢCのバッチ

（松野友美）

【評価者ガイド】
1．血管の選択
　□ 薬剤・レジメンの確認をしたか
　□ 血管の触診をしたか
　□ 弾力・太さ・走行・深さ・位置などが適した血管を選択したか
　□ その血管を選択した理由を言えるか

2．安全確保
　□ 危険行為（明らかに漏れているのに中断せずに進めようとする、神経損傷を疑うのに中断せずに進めようとするなど）はないか

3．投与中の管理
　□ 1本目の点滴で、そのレジメン最大流速を保てることを確認したか
　□ 滴下のフロー低下（または停止）の時に原因をアセスメントして対応できるか
　　フローチャート1（図4）のような対応ができるか

図3

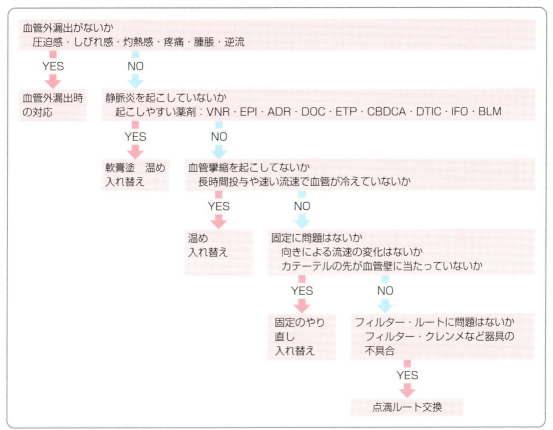

図4　フローチャート1

各 論

レベルⅢD認定プログラムの構成と進め方

　当院では、Ⅳナース認定プログラムの拡大に向けて、2008年度よりⅣナース・レベルⅢプロジェクトが立ち上がり、レベルⅡの業務に加え、造影剤の静脈注射が実施できる看護師の育成を目指した『レベルⅢD認定プログラム』の検討を開始した。

　レベルⅢDを取得するには、レベルⅢを取得していることが条件となる。当初はレベルⅢの資格をもつ放射線部門の看護師のみを対象としていたが、眼科外来で糖尿病網膜症、網膜静脈閉塞症、脈絡膜新生血管症などの患者が蛍光眼底造影検査を受ける際に、造影剤の投与と撮影を同時に行うには医師1名では対応が困難との現状を受け、2017年度より眼科外来・病棟の看護師も対象としている。

　講義は放射線科の医師によって行われ、造影剤の使用目的、種類、使用量、注入法、使用注意薬、副作用と対処法などの基礎知識のほか、アナフィラキシー出現時の対応について学ぶ。技術面での教育は、レベルⅢ受講申請前に血管確保を10例以上経験しているため、レベルⅢDには含まれない。

　レベルⅢDは、講義と筆記試験を受けて合格するとバッジと認定証が交付される。ここからは、ⅢDにおけるⅣナース認定プログラムの構成と進め方について紹介する。

　レベルⅢD認定プログラムの構成と進め方を以下に示す（**図1**）。

STEP 1　講義

　筆記試験を受験するには、a）造影剤に関する講義を修了することが要件となる。講師は放射線部医師で、講義時間は計120分である。講師は大事なポイントは強調して話すように心がけている（**表1**）。

表1　講義内容

・造影剤の基礎知識
・アナフィラキシー出現時の対応

表2

問題数　：10問
配点　　：10点／問
試験時間：15分
合格基準：80点以上

STEP 2　筆記試験

筆記試験の出題は講義内容からで80点以上取得するまで繰り返し受験となる（毎回違う問題が出題される、**表2**）。

認定について

筆記試験合格者をIVナース（レベルⅢD）として認定し、認定証の交付とIVナース（レベルⅢD）バッチを付与する。

レベルⅢDのバッチ

（松野友美）

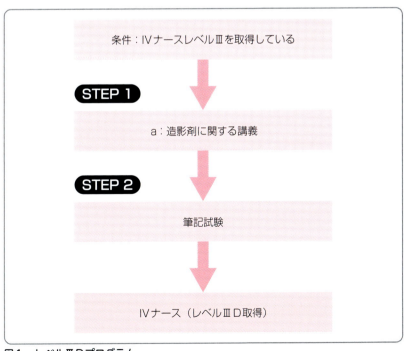

図1　レベルⅢDプログラム

各論

レベルⅢ D：造影剤使用に関するプログラム

はじめに

　京都大学医学部附属病院（以下、当院）では、前章にあるレベルⅢ：Ⅳナースインストラクターの認定資格の取得を前提として、造影剤の静脈内質を担保する認定資格、レベルⅢ D がある。「D」はRadiopaque Dye、造影剤の意味である。造影剤は、臓器の内部あるいは周囲に吸収差の大きくなるような物質を与え、目的部位にコントラストをつけて診断を容易にする薬剤であり、臨床現場において多くの検査で用いられている。

　医師の指示に基づいて、看護師が造影剤使用に関わる高度な知識と、一定の確率で起こるといわれるアレルギー反応などの有害事象に即座に対応できる能力を併せもち、造影剤の静脈注射を安全に実施できることで、画像診断部門を中心に看護職の役割拡大が期待されている。

　本項では、造影剤使用への優れた対応に関わるⅣナースプログラム、レベルⅢ D を取得するまでの具体的な流れと、造影剤を使用するCT、MRI、眼科検査時などの対応を説明する。以下にレベルⅢ D取得までの流れを示す（**図1**）

STEP 1　講義

　　造影剤使用に関する講義を受講する。筆記試験を受験するには、講義を修了していることが要件となる。**表1**に示すような造影剤使用、アレルギー反応時の対応に関する内容を学習する。

STEP 2　筆記試験

　筆記試験の概要を**表2**に示す。

（古谷和紀）

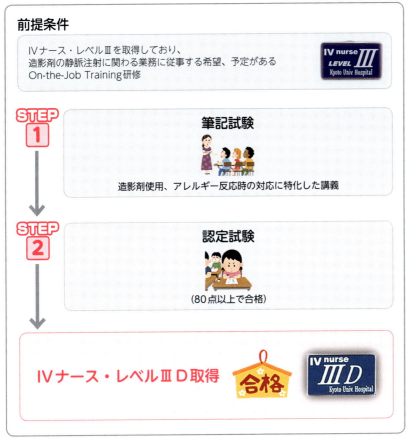

図1　IVナースプログラム・レベルⅢ取得、更新の流れ

表1　講義内容

・造影剤使用に関する講義（60分）
　造影剤の種類や副作用、使用上の注意点、合併症予防と対処方法
・造影剤を使用するCT、MRI、眼科領域など各種検査マニュアル
（On-the-Job Training研修）

表2　筆記試験

問題数と配点：10問
配点：10点／問
試験時間：10分
合格基準：80点以上（合格できるまで繰り返し受験する）

第5章

レベルⅢ取得後の輸液管理認定指導者（IVナースインストラクター)として

- レベルⅢ・輸液管理認定指導者（IVナースインストラクター）に必要なアドバンスドな知識 ……………………………………… 140
- IVインストラクターの役割と養成プログラム ……………………… 141

> 各　論

「レベルⅢ・輸液管理認定指導者(Ⅳナースインストラクター)に必要なアドバンスドな知識」

　レベルⅢの輸液管理認定指導者（Ⅳナースインストラクター）の実際の指導に際しては「輸液療法に関するアドバンスドな知識」として、体液組成などをはじめ以下の項目を取り上げている。

①人体の体液組成について
　発達に応じた体液量の違い
②体液組成の区分：細胞内液・外液および組織血液間の区分
③細胞内外の電解質について
④浸透圧について
　膠質浸透圧とアルブミンの関係、張度＝有効浸透圧、浸透圧による赤血球の体積変化
⑤輸液は何のため必要なのか？
　体液量調整の仕組み、欠乏輸液（不足を補うこと）、維持輸液
⑥脱水・溢水
　脱水の分類と治療、ナトリウム濃度異常による神経症状、橋中心髄鞘崩壊症（CPM）
⑦高カリウム血症
　原因と症状、心電図変化、治療
⑧高カルシウム血症
　症状と治療
⑨低リン血症
　症状と治療
⑩輸液製剤の種類
　投与分布、炎症反応と循環血液量、敗血症やショック時、心不全における輸液製剤の適応と管理
⑪腎不全時の輸液管理
　カリウムとリンの制限
⑫手術侵襲時の体液量増加と腎保護など
⑬造影剤腎症の予防と対応フローチャート
　なおレベルⅢ取得そのものには、その他の領域の知識も必要であり、生物学的製剤や、輸血に関する知識などについて医師を含めた多職種の講義がプログラムに組まれている。（詳細は１～３章を参照のこと）

（古谷和紀）

各 論

IVインストラクターの役割と養成プログラム

はじめに

　京都大学医学部附属病院（以下、当院）では、新採用を除くすべてのスタッフが基本的な静脈注射・輸液管理の知識・技術を認定しているIVナースレベルIIを所得している。そのIVナースレベルIIを養成するための指導者となるのが、静脈注射・輸液管理のアドバンスドな教育プログラムを受けた、レベルIII・輸液管理認定指導者（IVナースインストラクター）となる本項では、その役割と養成プログラムの具体的な流れを説明する。

IVインストラクターの業務範囲・役割

　レベルIII・輸液管理認定指導者（IVナースインストラクター）の業務範囲としては、IVナースプログラムにおいて、医師の指示に基づき、レベルIIの業務範囲に加え、18G以上の静脈留置針を用いた末梢静脈確保、生物学的製剤の初回投与等が実施できる。静脈注射・輸液管理技能認定プログラムにおいて、レベルIIの認定を受ける看護師の技術指導ならびに技能認定試験が実施できる。

　教育的な役割としては、①部署での静脈注射・輸液管理に関する教育、レベルII取得者の技術演習指導、②レベルII取得者の技術試験監督を担う重要な役割をもっている。

IVインストラクターの取得条件と養成プログラム

　レベルIII・輸液管理認定指導者（IVナースインストラクター）の教育プログラム受講条件としては、臨床経験4年目以上（化学療法に関わる部署に関しては、臨床経験3年目以上）の実務経験に加え、①IVナースレベルIIを取得しており、さらに②10例以上の血管確保の経験があるものを対象としている。プログラムは、講義とBLS研修、筆記試験の3つのSTEPから構成されている（**図1**）。

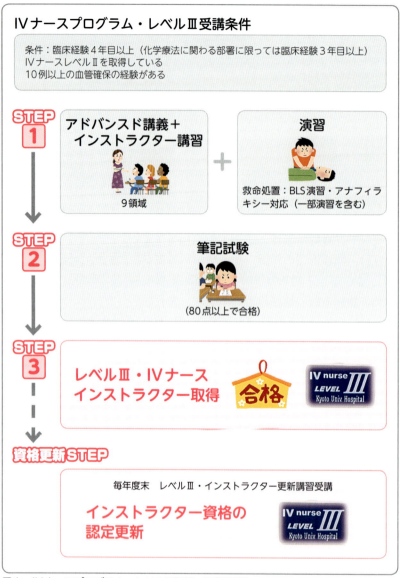

図1　IVナースプログラム・レベルIII取得、更新の流れ

STEP 1　輸液管理に関するアドバンスド講義・演習

　輸液管理に関する、アドバンスドな内容の講義を受講する。筆記試験を受験するには、講義・演習のすべてを修了していることが要件となる。講義・演習を修了した際には、下記の受講票（**図2**）に確認印を捺印している。

　講義は、高度な輸液療法の知識や生物学的製剤投与なども含むアドバンスドな輸液管理を実施するために必要な8つの領域の各専門家から講義を受けて、専門的な知識を身につけるとともに、ICLSインストラクターをもつ看護師からBLSの講義・演習を受けて、緊急時の対応を身につける。講義時間は計335分、演習時間は80～120分。具体的な講義内容は**表1**に示す。

静脈注射・輸液管理技能レベル認定教育レベルⅢ　受講票

所属部署　　氏名		筆記試験	認定
		受講日	確認サイン
	項目		
講義	1　輸液療法に関わる関係法規及び基準		
	2　輸液療法に関する基礎知識		
	3　生物学製剤		
	4　生物学製剤投与の実際		
	5　UKカテーテルのしくみ		
	6　輸血管理		
	7　テープ固定時の皮膚障害予防		
	8　アナフィラキシーショック対応		
	9　インストラクター講習		
演習	BLS		指導者サイン

図2　レベルⅢ受講票

表1　講義内容

①静脈注射に関わる関係法規と院内基準
②輸液療法に関するアドバンスドな知識・輸血管理
③生物学的製剤について
④生物学的製剤の投与の実際
⑤アナフィラキシーについて
⑥緊急時ブラッドアクセスカテーテルのしくみ
⑦テープ固定の皮膚障害予防
⑧救命処置（BLS最新ガイドラインの知識・演習含む）
⑨IVナースインストラクター（輸液管理認定指導者）講習

表2　筆記試験の概要（参考）

問題数　：20問
配点　　：5点／問
試験時間：30分
合格基準：80点以上

STEP2　筆記試験

　筆記試験の出題範囲は、講義と演習内容からなる。100点満点中80点以上取得するまで、繰り返し受験となる（**表2**）。

STEP3　レベルⅢ・Ⅳナースインストラクター認定

　筆記試験合格者は、レベルⅢ・Ⅳナースインストラクターとして認定し、認定証が交付され、Ⅳナース（レベルⅢ）バッチが進呈される。

資格更新STEP　レベルⅢ・インストラクター更新講習

　インストラクター更新講習では、静脈注射・輸液管理に関する院内基準の変更点や再周知が必要なマニュアル、筆記試験、実技試験なども含めたⅣナースプログラム運営実績、演習指導の教育方法、最新

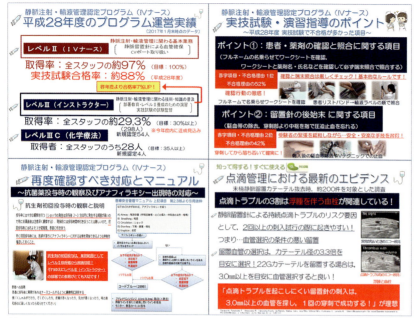

図3 インストラクター更新講習の一部

のエビデンスなどを講習している。この更新講習を受講しなければ、次年度からIVナースインストラクターとしての活動を行うことはできない。このようにして、指導者の知識・技術の質の向上を図っている。図3にインストラクター更新講習の資料の一部を示す。

(古谷和紀)

第6章

IVナース
インストラクターによる
認定試験の実際

- IVインストラクター講習 ·· 146
- レベルII認定試験・実技試験監督の実際 ····················· 151
- 演習の教え方のコツ ·· 158

各論

IVインストラクター講習

　本項では、レベルⅢ・輸液管理認定指導者（IVナースインストラクター）の認定プログラムで行う、IVナースインストラクター講習と指導のポイントについて説明する。

　レベルⅢ：輸液管理指導者（IVインストラクター）の役割には、次のような項目があり、これらの運営、指導方法についてプログラム運営側である教育担当者より講習を行う。①IVナース（レベルⅡ）実技試験の試験監督；インストラクターとして登録・実技試験監督として各部署から派遣される。②IVナース（レベルⅡ）の指導・育成

1　レベルⅡ（IVナース）実技試験の試験監督

　次章、レベルⅡ試験監督の実際を動画で視聴しながら、試験監督において注意すべきポイントなどを学んでいく。また、インストラクターとして登録されてからの流れや、実技試験監督として部署から派遣される流れなど、実技試験運営についても講習のなかで説明する。

■1 インストラクターの登録、試験監督の登録と派遣の流れ

　レベルⅢのIVインストラクターを取得したあとは、試験監督の見学（オリエンテーション）→副監督→主監督の順で経験して、試験監督運営者として自立していく。試験監督者は、IVナースプログラム運営に割り当てられた部署の看護師長が試験監督の派遣を決定し、IVナースプログラム運営側に報告することで試験枠の調整を行っている。その受験枠に対して、受講者の申し込みが行われ、部署の看護師長がIVナースプログラム運営に連絡して申し込む形になり、試験日程がIVナースプログラム運営側より案内される。

■2 IVナース（レベルⅡ）実技試験の試験監督の実際

　試験監督時の最も大切なポイントは、受験者は非常に緊張しているため、その緊張を緩和する態度である。また、手技指導においても肯定的なフィードバックを行うかかわりが必要となる。これについてはインストラクター講習や試験監督の実際の動画のなかでも強調して説明している。

　また、試験監督と受験者が試験の流れを理解するようにするために、技能認定試験の進め方フローチャート（**図1**）、試験監督用の説明用紙（**図2**）、受験者用の説明用紙（**図3**）を示す。詳しくは、次章：レベルⅡ試験監督の実際を参照されたい。

輸液管理認定　技能認定試験の進め方

師長に試験会場と開始時間を確認してください

1) 会場に到着したら、置いてある「試験監督の方へ」に目を通す（資料①参照）
2) 受験者が到着したら受講票を預かり、実技試験までの項目が終了しているか確認する
    - 演習欄にサインがない場合は演習を受けたインストラクターの名前を確認し、実技支援室２へ連絡して下さい。後日こちらから確認します。（メモ書きでもかまいません）
    - 受講票を忘れた受験者がいる場合は、受講票を「実践支援室２」宛に送るよう受講生に声を掛ける
3) 受験者に声をかけ説明書「受験者の方へ」に目を通してもらう（資料②）（緊張を和らげるよう、声をかけてください）
4) 状況を見て、「受験者の方へ」の内容をもう一度説明する
    ※穿刺の手技の箇所は、言葉で説明しながらゆっくりと実施するよう説明する
5) 実技試験開始

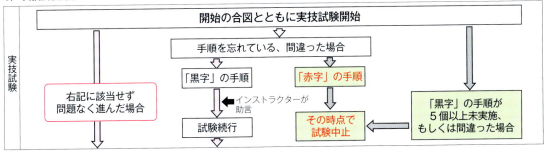

6) 実技試験合否判定：試験監督と副試験監督で、合否について協議する（廊下や別室で行う）
    〈合格の場合〉
    - 合格を伝え、実技試験のコメント（アドバイス）を先に聞くか、口頭試問を先に行うか確認する
    〈不合格の場合〉
    - コメントを返した後、主試験監督のチェックリストを渡す
    - 預かった受講票の裏に再演習のサイン欄を設け、インストラクターの再演習を受けてから再受験するよう伝える

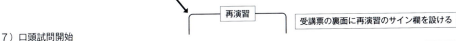

7) 口頭試問開始

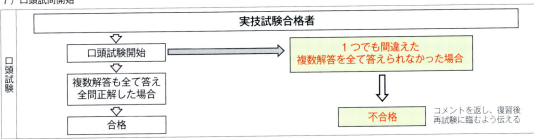

8) 口頭試問合否判定
    〈合格の場合〉
    - 受験者に後日　ⅣナースレベルⅡの認定証が送付されることを説明する
    ※合格後より静脈留置針による血管確保は原則可能であるが、新卒看護師など手技が未熟な場合には、各部署で先輩看護師の指導のもと実践し、手技を自立していく
    - 受験者に合格したことを師長に報告するよう説明
    - 主試験監督のチェックリストを手渡す
    〈不合格の場合〉
    - コメントをした後、主試験監督者のチェックリストを受講票とともに受験者に返却する
9) 物品の整理・片付け
    - 合格者の受講票と副試験監督のチェックリストは、試験会場内の専用封筒内に入れておく
    - 物品が不足していないか確認する
      （不足している物品がある場合は、研修センタースタッフ、実践支援室２まで連絡をする）
    - 物品は次の人が使用できるようにしておく
    - シミュレーターから手袋を外した場合は、新しい手袋を装着しておく

図1　技能認定試験の進め方フローチャート

試験監督の方へ

IV nurse LEVEL Ⅲ Kyoto Univ Hospital

注意！変更あり！技能認定試験の進め方 参照

①チェックリストに試験監督，受験者，インストラクター見学名を記入．
②最初に受講票を預かり，演習欄にサインがしているか確認してください．
③受験者に声を掛けて説明書「受験者の方へ」に目を通してもらう（資料②）
④状況をみて，「受験者の方へ」の内容をもう一度説明する．
⑤実技試験・口頭試験を行う（※詳細は技能認定試験の進め方参照）
⑥【合格の場合】合格者の受講票と副試験監督のチェックリストは，試験会場内の専用封筒内に入れておく．主試験監督のチェックリストは受験者に返却
【不合格の場合】不合格者の受講票（再演習欄の記載を忘れない！）と主試験監督のチェックリストを受験者に返却．副試験監督のチェックリストは試験会場内の専用封筒内に入れる．

◆◆◆◆　受験者に下記のことを説明して下さい　◆◆◆◆

資料②　「受験者の方へ」

1　実技試験では，正しい手技を確認するために行われます．
　1つ1つの手順を声に出して，理由も説明しながら実施して下さい．
　たとえば…
　準備の場面）「マスクを着けます」「衛生的手洗いをします」
　特に穿刺の場面は手順を声に出して，ゆっくりと実施してください．
　「中心から円を描いて消毒します」「アルコールが乾いたことを確認しました」
　「針の刃先面を上にして皮膚に対して30°の角度で刺入する」など

2　物品が足りない場合や忘れている手順がある場合には，適宜声を掛けます．
　ただし，赤字項目に関してはアドバイスできませんので，注意して下さい．

3　シミュレーターの腕にリストバンドを付けていますので，
　そのリストバンドに対して照合端末で照合を行ってください．

4　その他，何か分からないことはありませんか？
　それでは試験を始めます．物品のあるところがナースステーション．
　机の上にシミュレーターの腕を置いているところが病室．
　副試験監督が患者役を行います．以上の設定で試験を実施してください．

2017年4月改訂
静脈注射・輸液管理認定プログラム

図2　試験監督用の説明用紙

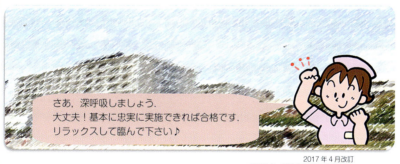

図3 受験者用の説明用紙

2 レベルⅡ（IVナース）の指導・育成

　IVナースインストラクターは、以下のように各部署で静脈注射・輸液管理に関する教育も担う。
①研修で得た知識を部署内の教育に役立てる
　インストラクター更新講習での最新のエビデンスやマニュアルの周知、OJTを中心に展開する。
②スタッフのレベルⅡ取得のための実技試験の演習、口頭試験チェック、CVポート穿刺・固定・抜針の演習と口頭試験を行う（図4）。
　これらの教育に必要なシミュレータの貸し出し手順や教育上の注意

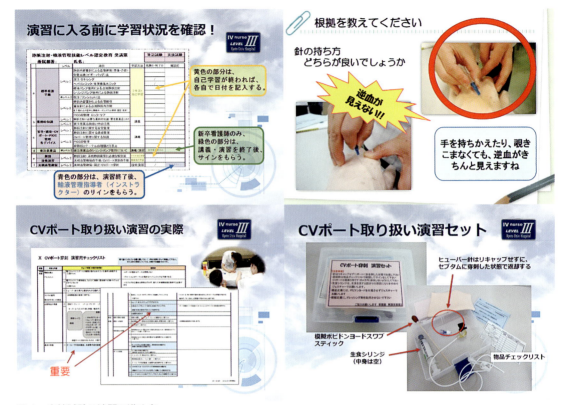

図4 実技試験の演習の進め方

点についても講習のなかで説明する。それぞれの演習は、各チェックリストに沿って学習者と指導者が行っていく。

スタッフのレベルⅡ取得のための実技試験の演習の進め方としては、
①受講者が演習用の動画を視聴する
②演習日を受講者と決める
③演習場所を決める
④演習時のシミュレータを借用する
⑤演習
といった順になる。演習開始前には学習状況の確認、演習物品や演習を行ううえでの注意点について説明を行っている。

このインストラクター講習では、最終的な目標としてスタッフ全員が静脈注射・輸液管理に関して安全・安楽なケアの提供ができるための知識と技術が習得できるように、教育プログラムの理解も含めた指導者育成を行っている。

（古谷和紀）

各論

レベルⅡ認定試験・実技試験監督の実際

本項の内容は、QRコードから動画「実技試験監督の実際」で見ることができます。

京都大学医学部附属病院（以下、当院）のⅣナース認定プログラム、レベルⅡ認定試験におけるレベルⅢ（Ⅳナースインストラクター）実技試験監督の実際を解説する。

流れとポイント；試験準備

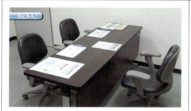	試験は模擬病室で行いっています。 試験監督・受験者への説明書と、口頭試験を行うための机をセッティングします。
	処置台に必要物品を準備します、必要物品はⅣナース認定プログラムテキストまたは、 血管確保の動画で確認してください。
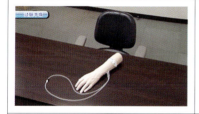	病室を想定した机にシミュレーターを準備します。
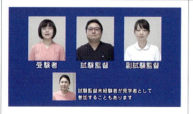	受験者・試験監督・副試験監督で実技試験、口頭試験を行います。試験監督未経験者が見学者として参加することもあります。 試験監督、副試験監督は試験が時間内にスムーズに行えるように、試験開始5分前には会場に集合して、 事前に打ち合わせをしましょう。

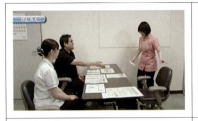	受験者が入室し、試験監督と受験者は向かい合って座ります。 試験監督、受験者はお互いに自己紹介をします。
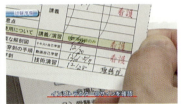	試験監督は受講票の受験者の氏名と演習指導者のサインを確認します。
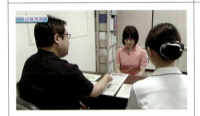	受験者に試験の説明を行います。
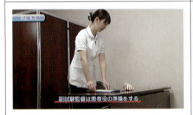	その間に、副試験監督は患者役の準備をします。

流れとポイント；実技試験

	試験準備	実技試験の流れ	留意点
	受験者は、必要物品を準備したあと、患者のところに行き、患者の名前を確認し、照合端末を用いて照合をします。	・マスク・衛生的手洗いの実施 ・必要物品の準備	清潔と不潔を十分に意識して準備できているか
		・患者・薬剤の確認 ・患者への説明 ・照合端末での照合 ・穿刺前の準備	・患者にフルネームで名乗らせ、ワークシートと確認したか ・患者にわかるように説明できたか

	試験準備	実技試験の流れ	留意点
	副試験監督は、手技がスムーズにできるように介助します。	・注射部位の決定 ・禁忌事項の確認 ・手袋装着	・注射部位は適切に選定したか ・アルコール禁忌の確認ができたか
	受験者は穿刺の準備を進めます。副試験監督は受験者に近い位置から観察しながら穿刺が正しい手順で行われているか等、各項目をチェックをします。	・穿刺および固定 ・留置針の後始末	・消毒方法は適切か ・消毒薬の乾燥が確認できたか ・刃先の向きは正しいか ・穿刺方法は正しいか ・穿刺時に異常の確認ができたか ・駆血帯の外し忘れはないか ・針の廃棄は適切に行われたか
	穿刺が済むと副試験監督は、席を立って、受験者側に立ち、点滴ルートのキャップを取って渡します。クレンメを緩め自然滴下をします。	血管内への点滴注入	点滴滴下時に刺入部の異常の確認ができたか
	ドレッシング剤貼付の介助をします。	・点滴の固定 ・開始時の点滴速度の調節 ・異常時の対処方法を説明 ・患者のそばを離れる	・テープの固定方法は適切か（図参照） ・ドレッシング材に日付・針のサイズを記入したか ・ナースコールを手元に置いたか

※ B テープの固定方法

レベルⅡ認定試験・実技試験監督の実際 ● 153

	試験準備	実技試験の流れ	留意点
	終了したら、片付けの説明をします。固定が不十分な場合は、ここでアドバイスをします。		
	試験監督、副試験監督、見学者がいる場合は見学者も退室します。		
	受験者はその間物品を片付けます。		
	試験監督・副試験監督でできていない箇所を確認、協議をして合否を判定します。終われば試験会場に戻ります。		
	結果を伝え、この時点で実技試験のコメントするか、口頭試験が終わってからするのかを、本人の希望で行います。		

流れとポイント；口頭試験

注意
全問正解で合格
1つでも不正解の場合、その時点で不合格、再試となります
（複数解答がある場合は全てこたえられて正解とします）

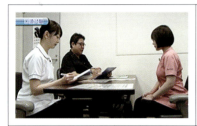	（口頭試験場面）
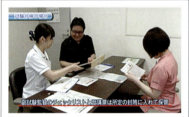	口頭試験終了後、全問正解の場合、合格を伝え、試験監督のチェックリストを渡します。 副試験監督のチェックリストと受講票は所定の封筒に入れて残しておきます。
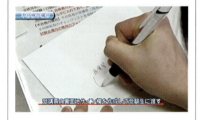	不合格の場合、試験監督が受験者に、できていない所のコメントを返します。受講票の裏面に再技術演習の指導者サイン欄を書いて、試験監督のチェックリストと共に受験生に渡します。再試験時は再度演習を行い指導者からサインをもらっておくことを説明します。 副試験監督のチェックリストは所定の封筒に入れて残しておきます。
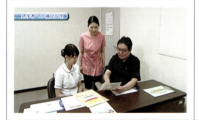	見学者がいる場合は、受験者が退室した後、疑問点などを説明します。

試験監督の心得

良い試験監督例

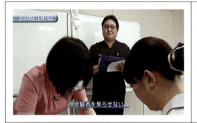

【受験者を焦らせない】
受験者に焦りや、緊張が見られるときは、そっと見守りましょう。焦らせてはいけません。

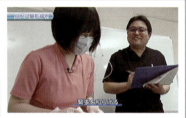

【緊張を和らげる】
「大丈夫。落ち着いていきましょう」
受験者の手が止まってしまったっ場合、緊張が和らぐように声をかけましょう。

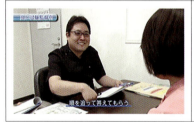

【順を追って答えてもらう】
口頭試験で答えが出なくなってしまった場合、思い出せるように順を追って答えてもらいましょう。

悪い試験監督例

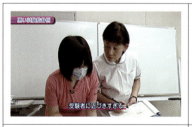

【受験者に近づきすぎる】
受験者に近づきすぎると、不快感と威圧感を与えます。適度な距離を持ちましょう。

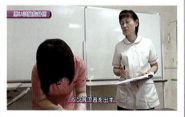

【ペンなどで音を出す】
手技の遅い受験者に対して、ペンでコンコン音をさせたり、ペンを頻回にノックしてパチパチ音をさせてはいけません。

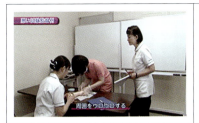	【周囲をウロウロする】 手順を確認するために周囲をウロウロ動き回るのは止めましょう。受験者をより緊張させることになります。手元は副試験監督が近くでよく見えているので、協議の時に確認しましょう。
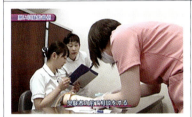	【受験者の前で相談する】 受験者の前で試験監督と副試験監督が相談したり、確認作業をするのは止めましょう、受験者をより緊張させることになります。確認できなかった手順は、後で協議の時に行いましょう。
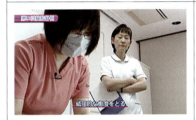	【威圧的な態度をとる】 近づいていなくても、このような腕組みをして威圧的な態度や口調は受験者を緊張させます。少しでも受験者の緊張がほぐれるような関わりをもって監督を行ってください。
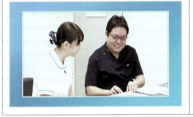	以上のように、試験監督は受験者の実力を十分に発揮できるように状況を整え、正しい実技受験をスムーズに進められるように心がけてください。

（三浦澄枝、古谷和紀、松野友美）

各論

演習の教え方のコツ

大人の学び方：経験学習モデル

　デービッド・コルブは、組織行動学者の立場から「経験学習モデル（図1）」を唱えている[1]。これは、人は具体的な経験をしたあとで振り返り、自分なりの仮説や教訓を見出し概念化したものを同じような場面に遭遇した際に適応させ、より深く学んでいくという学習モデルである。いわゆる、講義形式による知識付与型の学習方法とは真逆の位置にある。

　演習のなかでは、単に技術体験をさせるのではなく、しっかりと「振り返り」をすることを心がけるようにする。やりっぱなしでは、人は育たないので、そこから何を学んだのか、しっかりと言語化させることを意識するようにする。

　また、経験の少ない新人看護職ではあるが、これまでにどのような経験があるのか、レディネスについても確認をするようにする。学生時代に演習経験があるのと見学経験のみかでは大きな差がある。中途採用者など、すでに末梢血管確保を行ってきた経験のある看護師についても同様である。過去の経験を呼び起こしながら、現在の手順やエ

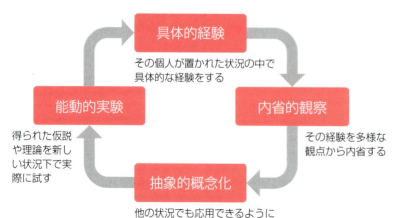

(Kolb,David : Experiential Learning: Experience as the Source of Learning and Development.Prentice-Hall,1984. より)
図1　経験学習モデル

ビデンスなどを伝えていくと理解が促進しやすくなる。

人を一人前にするモデル（認知的徒弟制）

　人は、背中を見ているだけでは育たない。技術習得を目指すならば、意図的な学習の機会を提供し、自動化するまで繰り返しトレーニングすることが臨まれる。その際の、効果的な関わり方のコツ、「人を一人前にするモデル（認知的徒弟制）、**表1**」について紹介する。

　これは、かの有名な山本五十六の言葉にもなっている「やってみせ、言って聞かせてさせてみて、誉めてやらねば、ひとは動かじ」正にそのものである。

表1　認知的徒弟制

STEP①　モデリング
STEP②　コーチング
STEP③　スキャフォールディング
STEP④　フェイディング

STEP1 モデリング

　まずは、技術の流れ全体をやってみせる。この段階は、学習者にとってイメージづくりの段階となる。ビデオ教材を活用することも効果的であるが、より立体的に見せたい場合にはシミュレータを用いて実際に見せたほうがイメージづくりを助ける。

　また、初学者の場合、どこを見たらよいのか、その視点が定まらないケースが多く見受けられる。観察してほしいポイントを指導者側から具体的に提示するのがコツである。

STEP2 コーチング

　適切な目標設定を行い、学習者がゴールに達成できるよう支援していく。単にほめる必要はなく、それよりも、具体的にどこがどのようによいのか、あるいはどの部分の改善を図ったほうがよいのかについて伝えることを心がけるようにする。

STEP3 スキャフォールディング*

　これは、いわゆる逆OJTである。できるところは本人に任せ、できない部分だけを補う段階である。自立に向けて支援をしていく時期は、手を出し過ぎないようにすることがコツです。安全に配慮しなが

> *スキャフォールディングとは、本来は「足場を作る」という意味。学習者に対して、必要なときに（できない部分にだけ）、適切な指示や援助を与えることが足場作りになるということ

演習の教え方のコツ ● 159

らも「待つ」ことを心がけるようにする。

STEP4 フェイディング*

　一人立ちに向けて徐々に支援の手を退いていく。学習者自身が、一人でできると認知させながら進めるのがコツである。仕上げの段階に入っていくので、自信をもてるような声かけを意識しながら関わるようにする。特に、本人の強みを捉え具体的に承認しながら関わるのが自信をもたせるコツである。

> *フェイディングとは、本来は「徐々に消えていく」という意味。教育領域では、徐々に指導者からの支援を少なくし、学習者を自立に導いていく段階をさす。

コーチング

　コーチングの語源は、「COACH」＝「乗り合い馬車」からきているといわれている。「大切な人を、現在その人のいるところから、その人が望むところまで安全に送り届ける」という意味である。
　コーチングにはさまざまな流派があり、そのスキルも100種類を超えるとわれている。なかでも、特に大事な三大コアスキルとして「聴く」「質問する」「伝える」が知られている。また、学習者と関わる際には、必ず伸びると信じ関わる「承認の心」が欠かせないので意識して関わるようにする。

よく考えられた練習：演習環境の調整

　やみくもに練習をしても非効果的であるので演習環境を調整する。演習環境とは、物理的な場と用いる教材、時間、指導者の確保である。
　物理的な場に関しては、ぜひ試験会場で一度はトレーニングすることをお勧めする。そのメリットとして、実際の試験をイメージしながら練習することができるため、当日の不安を軽減することが期待できる。また、試験会場で練習をすることで沸き起こる疑問を事前に解消することができ、当日に何かトラブルが生じても落ち着いて対応できることが可能となる。
　教材に関しては、シミュレータを用いることをお勧する。以前は、注射といえば先輩の腕を借りながら、あるいはお互いに穿刺をし合い技術トレーニングを行っていたと思われるが、現在はシミュレータを用いて安全にトレーニングすることが推奨されている。現在は、簡易型のシミュレータも開発され、非常に使い勝手が便利になっているので、用途や施設の規模に合わせて効果的なシミュレータを用いるようする。

時間に関しては、対象者に合わせて時間の取り方を工夫する。たとえば、中途採用者のようにある程度の経験がある看護師であれば、隙間の時間を狙ってトレーニングすることが可能だと思うが、新人看護師の場合には事前に管理者などと相談をし、トレーニングに専念できる時間を確保するほうが効果的である。おそらく練習時間としては、最低でも30分から1時間程度は要すると思うが、あまり練習時間が長すぎると集中力が続かないので、長くとも1時間半は超えないようにする。

　演習には指導者が欠かせない。もちろん、対象者一人でトレーニングをする場面があってもよいが、どこかの場面では必ず指導者が関わるようにする。その際、指導者自身の調整が必要である。管理者や他のスタッフと連携を図り、指導者が演習に専念できるようにする。また、精神的にいらいらしていると効果的な指導の妨げとなるので、精神面の調整を図ることも心がけたい。

指導の三要素を活かす

　「聴く・訊く」「観る・看る」「伝える」は、指導の三要素である。これらを意識しながら関わるようにする。

1　聴く・訊く

　学習者の行動だけを見て修正を図るのではなく、何が起きているのか、まずは学習者に聴くことを心がける。私たちは問題解決型思考で従事しているため、問題発見能力が優れている。ただ、その弊害として、相手を「〇〇な人」というラベリングを通して見てしまう傾向がある。実は行動は氷山の一角なのである。行動の下にはその人なりの思考があり、感情があり、望み・ニーズが隠れている。その水面下にあるものに目を向けて、まずは相手の考えを聴くことが、効果的な指導の第一歩となる。

　そして、聴きながら学習者が漠然とした抽象的な言葉を発した場合には、「訊く」で塊を解していくようにする。この作業をせずに自分なりの解釈で話が進んでしまうと、ズレが生じたままとなり、効果的な指導につながらない。

2　観る・看る

　私たち看護職は「観察」を生業としている。その日常的にトレーニングされているスキルを指導の場面でも活用するようにする。学習者を十分に観察し、失敗しやすい傾向を発見したり、学習者の癖を見極

める。技術上達のカギは、目線や立ち位置、器具の把持の仕方など、ちょっとしたところに隠れている。それらを十分に観察し、改善につなげるのである。

そして、困っているサインにも注目するようにする。学習者はそれぞれに困ったときに出すサインがある。瞬きが頻回になったり、頭を掻いたり、何か困っているサインが見られたときには指導者側から声をかけるようにする。すでに困っていることは承知しているので、微笑みながら「困っているでしょ（笑）」と声をかける。学習者が、苦笑いをしたら「困っている」のサインなのである。

「看る」は、ケアリングの精神で関わるということである。対象を患者から学習者へと転換し、一人の人間としてていねいに関わるということがポイントである。注意深く観察し、困っていることがあれば迅速に対処することが求められる。身内に対して厳しい傾向のある看護職、決して上から目線にならないよう心がけたい。

3 伝える

具体的に伝えないとわからないのが初学者の特徴である。私たちの世界には、実に多くの略語や暗黙のルールが存在する。慣れてしまうと、あるいはその組織だけしか知らないと、気づかないことも多い。特に、入職間もない時期には略語ではなく正式名称もセットにして器具や医療材料の名前を伝えることを心がけるようにする。

「教えることは、二度学ぶこと」という、フランスのことわざがある。教えることを通して成長できるのは、実は指導者なのである。共に学ぶ、共に歩む、共に育む、対等な立場で、学習者を大切な看護の仲間として捉え向き合うことを心がけたい。

（内藤知佐子）

引用・参考文献
1）Kolb,David :Experiential Learning: Experience as the Source of Learning and Development.Prentice-Hall,1984.
2）あだち人材育成研究所
　http://www.adachi-humanresource.com/article/13269410.html（2017.10.22）
3）奥田弘美他：かがやくナースのためのPERFECTコーチングスキル．学研、2006.
4）中井俊樹 編著：看護現場で使える教育学の理論と技法．メディカ出版、2014.
5）F.コルトハーヘン編著、武田信子監訳：教師教育学；理論と実践をつなぐリアリスティック・アプローチ．学文社、2010.

さくいん

あ

Ⅳインストラクター講習	146
Ⅳインストラクターの取得条件	141
Ⅳナースインストラクター	140
Ⅳナース認定プログラム	10
Ⅳナースプログラム・レベルⅢ受講条件	142
アドレナリン投与	70
アナフィラキシー	96
アナフィラキシーショック	74, 96
アナフィラキシーの症状	98
アナフィラキシーの薬物治療	101
アナフィラキシー反応	32
アバタセプト	18
アムルビシン	65
アレルギー症状	83

い

医師法	8
一次刺激性・アレルギー性接触皮膚炎	107
医薬品添付文書	44
イリノテカン	64
医療用粘着テープ	103
インシデントレポート	77
インドシアニングリーン蛍光眼底造影	79
インフュージョンリアクション	13, 15, 24, 42
インフォームド・コンセント	27
インフリキシマブ	16

う

運動	97

え

エクリズマブ	17

エピネフリン	100
MRI検査	71
演習環境	160
炎症性抗がん薬	48

か

ガイドワイヤー	91
角質・皮膚剥離	106
カテーテルの挿入	91
ガドリニウム造影剤	71
過敏症	40
眼科領域	79
患者検体	25
汗腺	104
感染症	15
眼底血管造影検査	79
がん薬物療法	35
起壊死性抗がん薬	48

き

基材	103
基材フィルム	103
技術演習	64
キメラ製剤	13
局所投与	37
緊急時ブラッドアクセス留置用カテーテル	89
緊張性水疱	106

け

経験学習モデル	158
蛍光造影剤	72
血液型	25
血液製剤	27
血管アクセスデバイス	51

血管アセスメント	48
血管外溶血	31
血管外漏出	49
血管造影検査	71
血管内溶血	31
血小板製剤	28
血栓閉塞	92
ゲムシタビン	64

こ

高カリウム血症	140
高カルシウム血症	140
抗がん薬曝露	66
交差適合試験	34
口頭試験	155
抗ヒスタミン薬	101
コーチング	159
コネクター	68

さ

細胞内外の電解質について	140
鎖骨下静脈	90
殺細胞性薬剤	37

し

CV-ポート	82
試験監督	146
試験監督の心得	156
実技試験	152
実技試験監督	146
自動注入器	82
指導の三要素	161
シミュレータ	160
集学的治療	36

手術侵襲時の体液量増加と腎保護	140
術前化学療法	36
静脈注射	8
静脈注射の業務レベル範囲	121
食物	97
腎性全身性線維症	74
新鮮凍結血漿	28
人体の体液組成について	140
浸透圧について	140
侵軟	105
浸軟状態	104
腎不全時の輸液管理	140

す

スキャフォールディング	159
スキンケア方法	109
ステロイド	102

せ

生物学的影響	67
生物学的製剤	12
赤血球製剤	27
セルジンガー法	91

そ

造影剤	70
造影剤使用に関する講義	136
造影剤腎症	84
造影剤腎症の予防と対応フローチャート	140
造影剤副作用	70
造影CT検査	82
相互作用	47
創傷被覆材	106

た

第一選択薬	101
体液組成の区分	140
第二選択薬	101
大分子化合物	37
脱水・溢水	140
ダブルルーメン	89

ち

遅発性溶血性輸血副作用	31
中心静脈カテーテル	51, 109
中心静脈ポート	109

て

DDS（drug delivery system）製剤	38
低分子化合物	37
低リン血症	140
テープ固定	52
テープの剥がし方	108
テープの貼り方	108
滴下速度	53
デクスラゾキサン	56
鉄過剰症	33
天然ゴム	97

と

ドキソルビシン	47
ドセタキセル	60

な

内頸静脈	90

に

認知的徒弟制	159

ね

粘着剤	103

は

バイオシミラー	20
パクリタキセル	44
曝露の経路	67
蜂	97
バリア機能	104
バリウム造影剤	70

ひ

非アルコール性粘着剥離剤	108
非炎症性抗がん薬	48
ビグアナイド系経口血糖降下薬	72
ビシカント	49
筆記試験	127
PICC	109
ヒト化製剤	13
ヒト型抗体	14
ヒト型製剤	13
ヒト型レセプター	14
非特異的免疫療法剤	38
ビノレルビン	57, 65
皮膚障害	57
非溶血性輸血副作用	32
標準業務手順書	122

ふ

フィルムドレッシング材	103

フェイディング ················· 160

フラッシング ················· 54

フルオレセイン蛍光眼底造影 ········· 79

フレアー反応 ················· 59

分子標的薬 ················· 35, 37

へ

閉鎖式薬物移送システム ·········· 67

併用化学療法 ················· 36

β_2刺激薬 ················· 102

ベータブロッカー ··············· 73

ヘパリン ················· 93

ぼ

ボースデル ················· 72

ホルモン療法 ················· 38

ま

マクロ環キレート型製剤 ·········· 74

末梢静脈ライン ················· 84

末梢静脈留置カテーテル ·········· 109

み

ミトキサントロン ··············· 59

も

毛包炎 ················· 107

モデリング ················· 159

モノクローナル抗体 ··············· 21

や

薬効薬理 ················· 47

ゆ

輸液管理認定指導者 ·············· 140

輸液製剤の種類 ················· 140

輸液ポンプ ················· 56

輸血管理 ················· 25

輸血関連急性肺障害 ·············· 33

輸血後感染症 ················· 33

輸血後GVHD ················· 33

輸血手技 ················· 30

溶血性副作用 ················· 31

輸血セット ················· 30

輸血部門システム ··············· 25

よ

良い試験監督例 ················· 156

ヨード造影剤 ················· 70

り

リツキシマブ ················· 17

れ

レジメン ················· 39, 62

レディネス ················· 158

レベルⅢC 認定プログラム ········· 130

レベルⅢC 講義内容 ············· 132

レベルⅢD 認定プログラム ········· 134

レベルⅢD の講義内容 ············ 134

レベルⅢ認定プログラム ·········· 116

レベルⅢの講義内容 ·············· 128

レベルⅡ認定試験 ··············· 151

わ

悪い試験監督例 ················· 156

167

続 IVナース認定プログラム
アドバンス編

編　者	京都大学医学部附属病院看護部
発行人	中村雅彦
発行所	株式会社サイオ出版
	〒101-0054
	東京都千代田区神田錦町 3-6　錦町スクウェアビル 7 階
	TEL 03-3518-9434　FAX 03-3518-9435
カバーデザイン	Anjelico
DTP	株式会社朝陽会
本文イラスト	日本グラフィックス
印刷・製本	株式会社朝陽会

2018年3月26日　第1版第1刷発行　　ISBN 978-4-907176-64-8　　Ⓒ Tomomi Matsuno

●ショメイ：ゾクアイブイナースニンテイプログラムアドバンスヘン

乱丁本、落丁本はお取り替えします。

本書の無断転載、複製、頒布、公衆送信、翻訳、翻案などを禁じます。本書に掲載する著者物の複製権、翻訳権、上映権、譲渡権、公衆送信権、通信可能化権は、株式会社サイオ出版が管理します。本書を代行業者など第三者に依頼し、スキャニングやデジタル化することは、個人や家庭内利用であっても、著作権上、認められておりません。

JCOPY ＜（社）出版者著作権管理機構 委託出版物＞

本書の無断複写は著作権法上での例外を除き禁じられています。複写される場合は、そのつど事前に、（社）出版者著作権管理機構（電話 03-3513-6969、FAX 03-3513-6979、e-mail: info@jcopy.or.jp）の許諾を得てください。